接骨木高效培育与利用

沈植国　主编

U0268272

黄河水利出版社

·郑州·

内 容 提 要

本书主要内容包括接骨木属种质资源概述、接骨木引种与新品种选育、接骨木苗木培育技术、接骨木栽培管理技术、接骨木开发利用价值与前景展望等。

本书可供从事林学、中药栽培、园林植物和观赏园艺以及相关领域的教学、研究人员阅读参考。

图书在版编目(CIP)数据

接骨木高效培育与利用 / 沈植国主编. — 郑州：
黄河水利出版社,2023.7
    ISBN 978-7-5509-3669-0

Ⅰ.①接…　Ⅱ.①沈…　Ⅲ.①接骨木-栽培技术 ②接骨木-加工利用　Ⅳ.①R282.71

中国国家版本馆 CIP 数据核字(2023)第 147542 号

组稿编辑　王路平　电话:0371-66022212　E-mail:hhslwlp@ 126. com
　　　　　田丽萍　　　　66025553　　　　912810592@ qq. com
责任编辑:李晓红　责任校对:张彩霞　美术编辑:黄瑞宁　责任监制:常红昕
出版发行:黄河水利出版社
　　　　　地址:河南省郑州市顺河路 49 号　邮政编码:450003
　　　　　网址:www.yrcp.com　E-mail: hhslcbs@ 126.com
　　　　　发行部电话:0371-66020550
承印单位:广东虎彩云印刷有限公司
开　　本:787 mm × 1092 mm　　1/32
印　　张:3.375　　　　　　　　　　　　彩插:12
字　　数:120 千字
版次印次:2023 年 7 月第 1 版　　　　　2023 年 7 月第 1 次印刷
定　　价:46.00 元

《接骨木高效培育与利用》

编写委员会

主　编　沈植国

副主编　丁　鑫　汤正辉　孙　萌
　　　　程建明

参　编　韩　健　沈希辉　武方方
　　　　吕胜利　夏鹏云　罗新建
　　　　张　瑞　张　龙　张桂菊

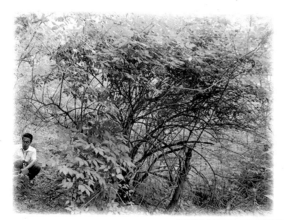

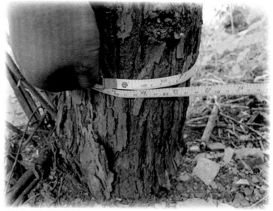

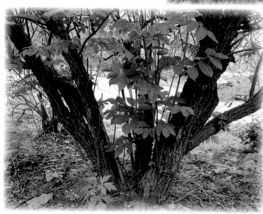

接骨木资源调查

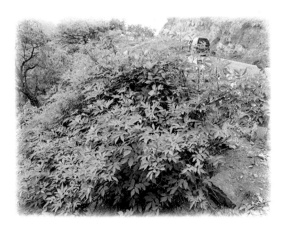

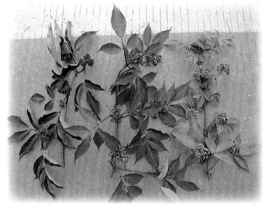

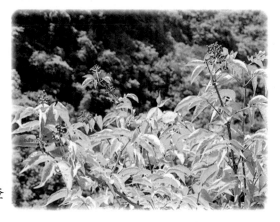

接骨木资源调查

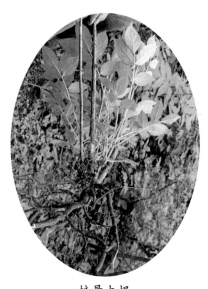

接骨木根

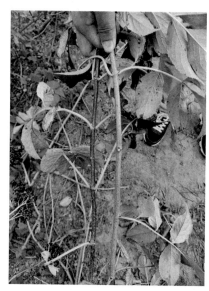

接骨木当年生枝

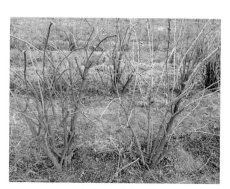

接骨木茎(枝)

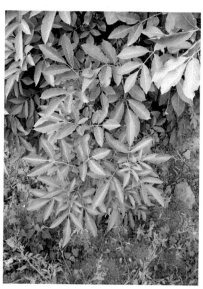

接骨木叶

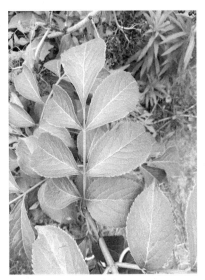

接骨木叶

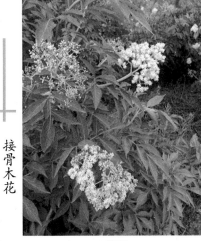

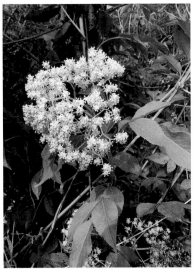

接骨木花

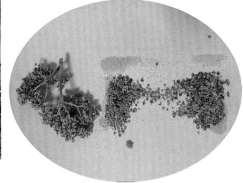

接骨木花粉

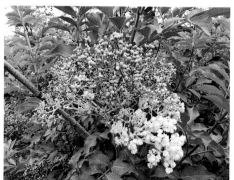

接骨木花与幼果

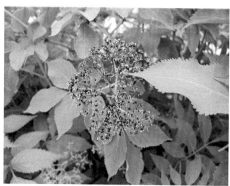

接骨木幼果 1

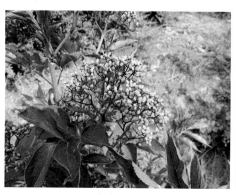

接骨木幼果 2

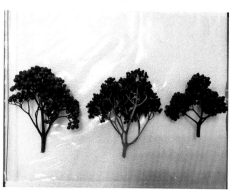

接骨木成熟果

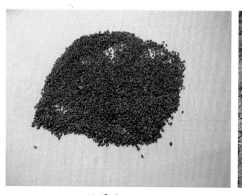

接骨木种子

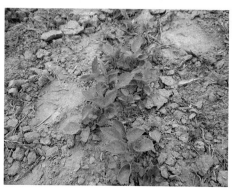

接骨木幼苗

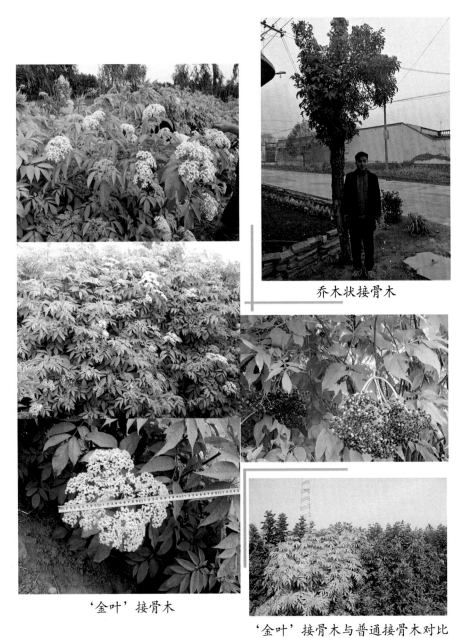

乔木状接骨木

'金叶'接骨木

'金叶'接骨木与普通接骨木对比

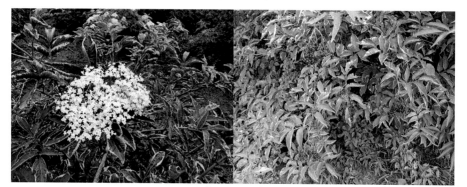

'花叶'接骨木

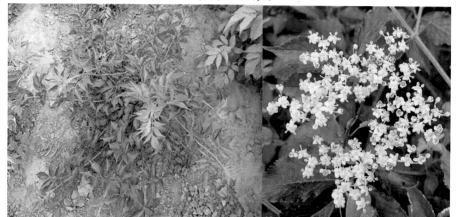

'紫云'接骨木

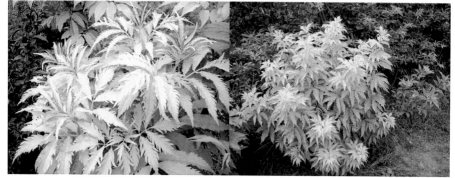

'金羽'接骨木

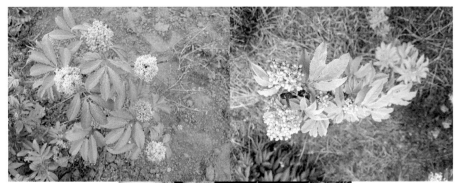

'金羽'接骨木

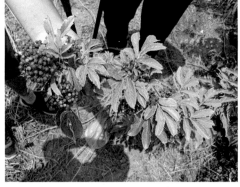

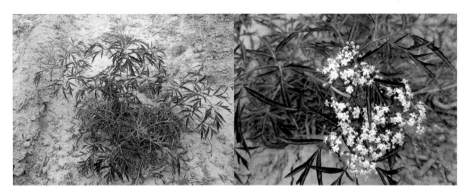

'紫叶裂叶'接骨木

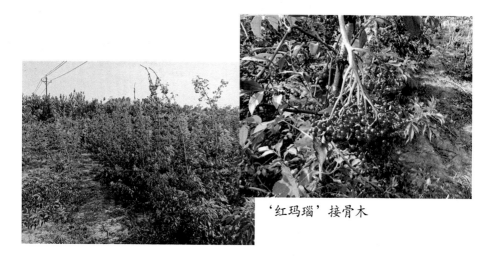

'红玛瑙'接骨木

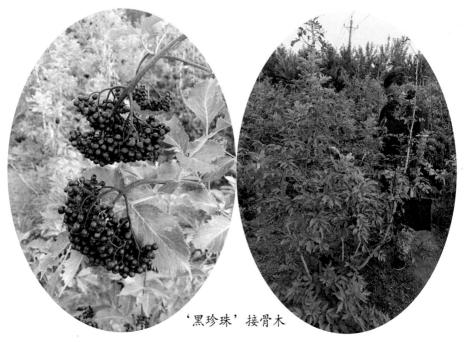

'黑珍珠'接骨木

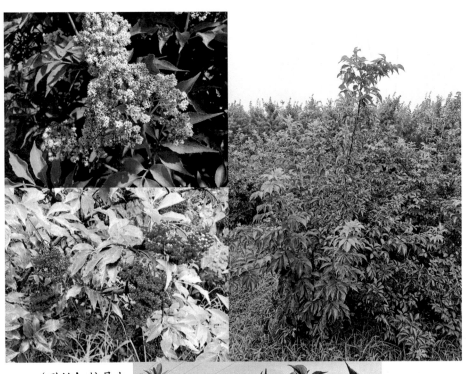

'烈焰'接骨木

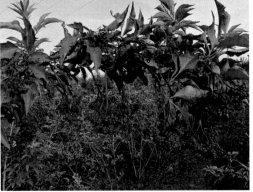

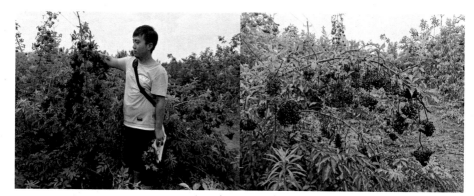

'黑美人'接骨木

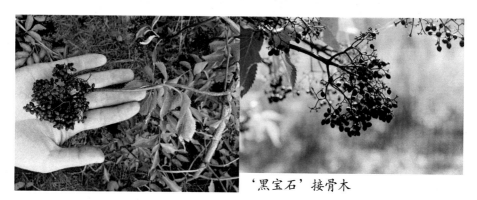

'黑宝石'接骨木

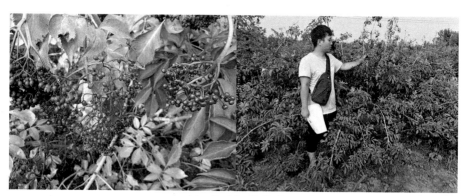

'红宝石'接骨木

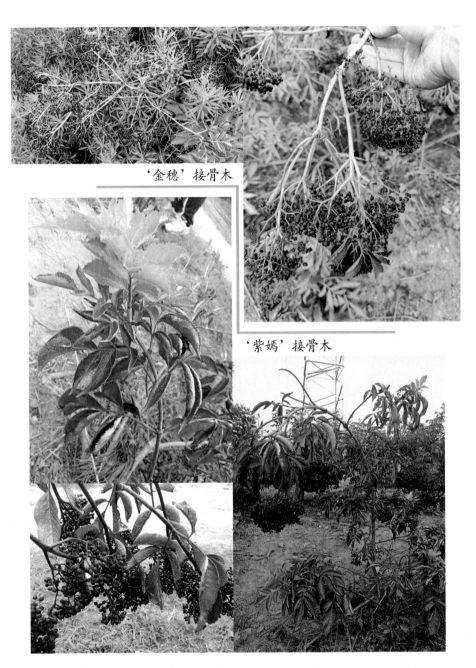

'金穗'接骨木

'紫嫣'接骨木

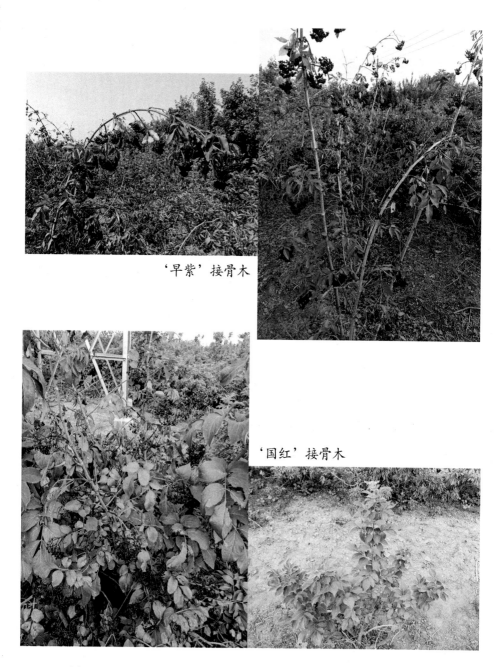

'早紫' 接骨木

'国红' 接骨木

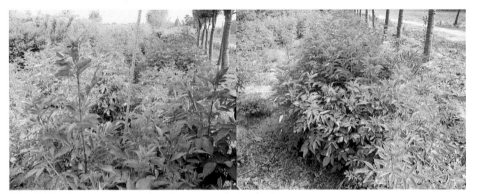

大田播种育苗

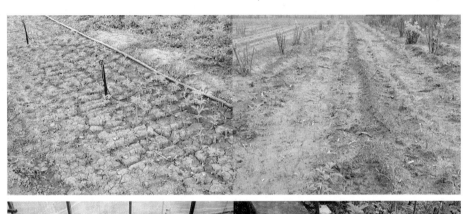

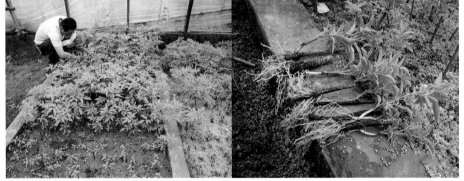

硬枝扦插育苗

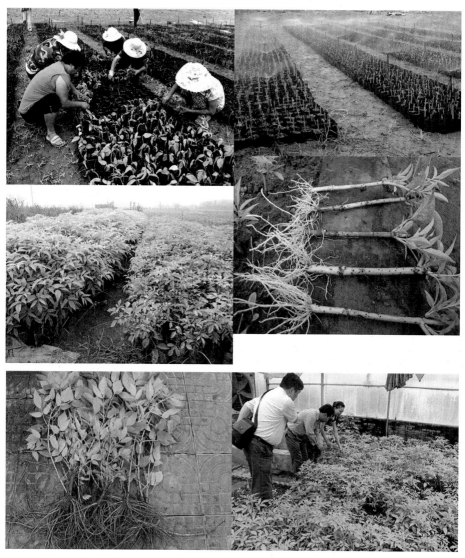

嫩枝扦插育苗

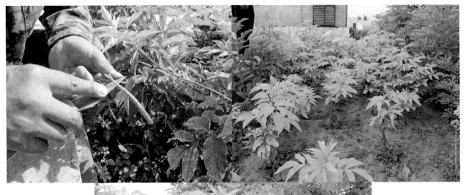

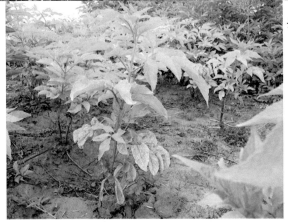

嫁接育苗

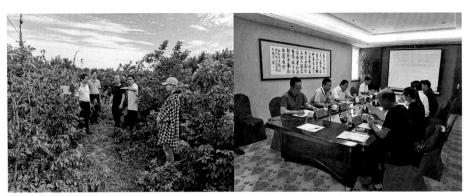

新品种现场审查

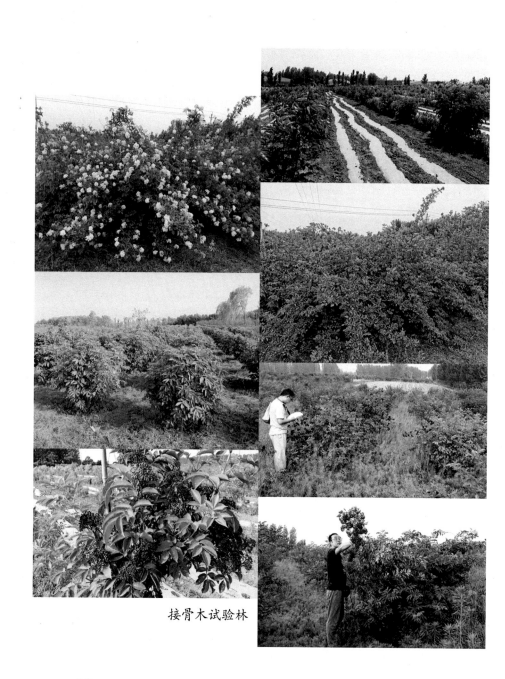

接骨木试验林

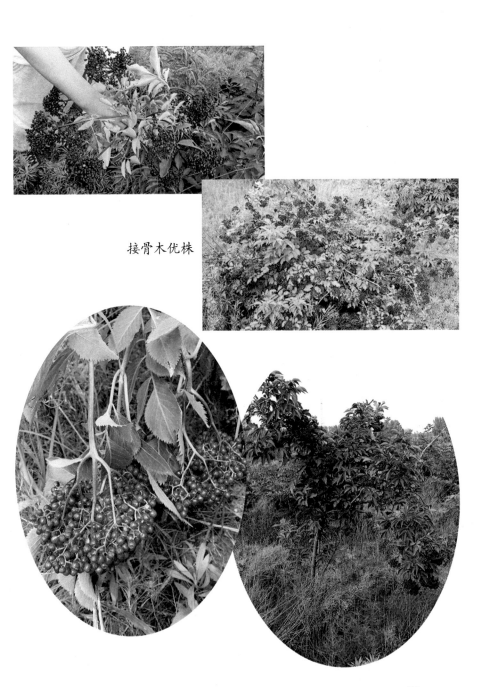

接骨木优株

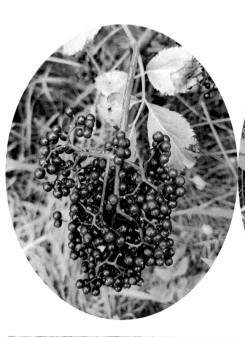
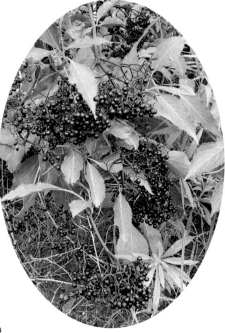

接骨木优株

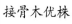
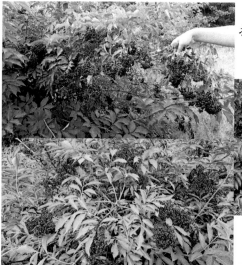

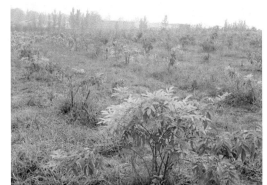

平原造林

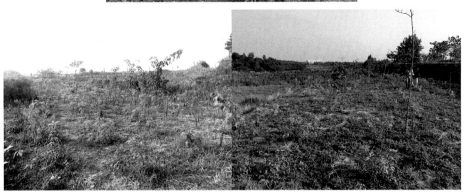

丘陵造林

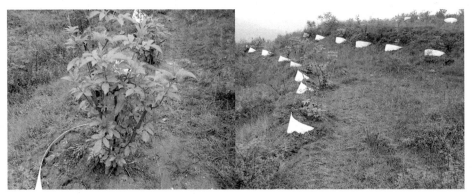

山地造林

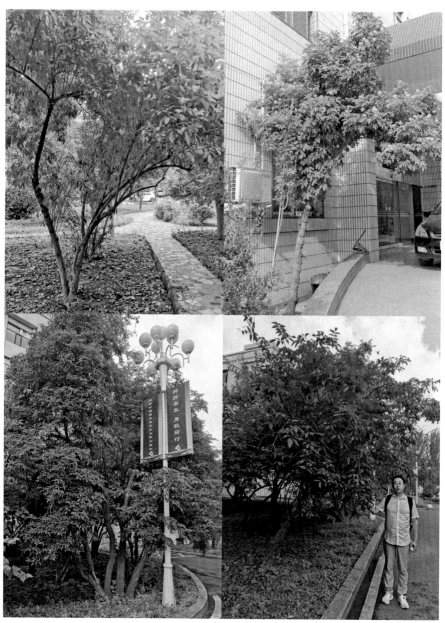

园林绿化

前　言

　　接骨木属(*Sambucus* Linn)系忍冬科(Caprifoliaceae)落叶灌木或小乔木,稀草本。本属植物全世界分布 20 余种,广泛分布于温带和亚热带,我国有 4~5 种,另从国外有引种栽培。接骨木(*S. williamsii* Hance)又名接骨丹、公道老、舒筋树等,果实红色至蓝紫黑色,卵圆形或近圆形,直径 3~5 mm;花期一般 4—5 月,果熟期 6—7 月。接骨木对气候要求不严,适应性强,在我国东北、华北、华中、华东,西北至甘肃,西南至云南,海拔 1 600 m 以下的广袤区域均有分布,在广大丘陵、山地等多种生态条件下均可种植。接骨木属植物不少种类具有极高的药用价值、食用保健价值、美容价值、观赏及生态价值,开发应用前景十分广阔。

　　接骨木根、茎、叶、花、果均可入药,以其接骨功效而闻名,在民间享有极高的地位,素有"药箱"之称,是我国黑龙江、辽宁、甘肃、河北、湖北、湖南、江西、安徽、江苏、上海、重庆、广西、贵州等多个省(区、市)的地方中药材,有接骨生肌、镇痛止血、清热解毒、祛风利湿的功效,应用历史悠久。接骨木还是一种新型木本油料树种,产量高,果实含油率可达 30% 以上,油性成分以不饱和脂肪酸为主,其中 α-亚麻酸含量高达 15% 以上,如能成功开发利用,非常符合现代人的生活要求,属于高级优质保健食用油。接骨木成苗早且生长速度快,既可观花也可观果,易繁殖、耐修剪,养护管理容易、耐寒、耐旱、耐瘠薄,抗性强,可广泛用于多种场合的绿化美化及生态造林,具有很高的观赏价值和生态功能。可以说,接骨木是一个集药用、食用、保健、美容、观赏、生态价值于一身的多功用树种。在西方一些发达国家,利用西洋接骨木(*S. nigra*)资源开发的接骨木眼霜、接骨木酒、接骨木茶、接骨木果酱等产品广泛流行。

我国对接骨木的开发利用,药用较多,作为食用、美容等开发利用鲜见报道,总体上尚处于初级阶段,急需通过系统研究,加强资源开发利用,形成一批技术成果,推动接骨木一产、二产融合发展,使这一宝贵资源能造福社会。

河南省林业科学研究院多年从事接骨木高效培育与利用研究,项目组收集了较为齐全的接骨木种质资源,包括国内资源的家系、优良单株及国外的一些优良新品种等,并开展了生物学特征、遗传多样性等系统观测与评价。通过实生选育,培育了'红玛瑙''黑珍珠'等接骨木新品种,获得国家林业和草原局新品种权证书,并选育了'黑美人''烈焰'等多个优良无性系。研究总结了接骨木硬枝扦插、嫩枝扦插、嫁接等无性快繁技术体系及播种育苗技术,通过开展整形修剪等技术研究,总结形成了接骨木栽培技术体系。课题组虽然在接骨木资源培育方面进行了较为系统的研究,但在接骨木食用(油用、饮用、茶用)保健价值、美容价值等开发利用方面研究还很薄弱,急需加强。为推动接骨木产业发展,我们编写了《接骨木高效培育与利用》一书。全书共分五章,主要内容包括接骨木属种质资源概述、接骨木引种与新品种选育、接骨木苗木培育技术、接骨木栽培管理技术、接骨木开发利用价值与前景展望。

该研究得到了国家农业科技成果转化、林业标准制修订、国家长期科研基地运行补助、河南省基本业务费等项目的支持;在接骨木新品种选育过程中,得到了国家林业和草原局、河南省林业局等行业主管部门的支持和帮助;在项目实施过程中,得到了国内一大批林业专家的指导和帮助;在试验基地的营建与管护过程中,得到了河南省格兰德市政园林科技有限公司、原济源市林业科学研究所、河南省卡乐夫园艺有限公司等单位的帮助;本书在撰写及出版过程中得到了河南省林业科学研究院的大力支持和帮助。多名同志参与了本书的相关试验与分析,本书还参考了大量的文献,部分文献未能一一列出。在此,对各有关单位、领导、专家、所有参与人员和参考文献的各位作者一并致以衷心的感谢!

　　由于作者水平有限,且成稿较为仓促,书中难免有疏漏和不足之
处,敬请读者批评指正。

作　者

2023 年 3 月

目　录

1　接骨木属种质资源概述

接骨木属(*Sambucus* Linn)系忍冬科(Caprifoliaceae)落叶灌木或小乔木,稀草本。本属植物全世界分布 20 余种,广泛分布于温带和亚热带,我国有 4~5 种。接骨木属植物不少种类具有极高的药用价值、食用保健价值、美容价值、观赏及生态价值,国内外学者对该属植物研究包括资源分布、繁殖栽培、药用、食用保健、观赏用途等方面。本章就国内外木本接骨木属种质资源进行初步总结,以期为本属植物的种质资源收集、创新与新品种培育提供参考。

1.1　属的科别

对于该属植物的归类,恩格勒系统(1964)、哈钦松系统、塔赫他间分类系统、克朗奎斯特分类系统、吴征镒分类系统等经典分类系统均将该属植物列入忍冬科,如采用恩格勒系统的《中国植物志》和采用哈钦松系统的《中国树木志》将其划入忍冬科。随着分子生物学兴起,被子植物系统发育研究取得了举世瞩目的进展,被子植物分类学的观点发生了革命性的变化。APG IV 系统、被子植物分类系统将接骨木属列入五福花科(Adoxaceae)[目前有学者将五福花科改名为荚蒾科(Viburnaceae)]。对于本属植物的科别,因传统分类和现代分类不太一致,本书按照《中国植物志》中的划分,将其列入忍冬科。

1.2　种类概况

目前,接骨木属种的划分许多学者认定很不一致。林学家陈嵘将该属分为 20 余种;徐炳声等在《中国植物志》72 卷中,认为接骨木属植物在我国有 4~5 种,我国引进栽培 1~2 种;Bolòs 和 Vigo 等认为,接骨木属有 20~25 种,广泛分布在温带和亚热带地区;Mabberley 认为接骨木属约 20 种,分布于温带和亚热带地区;Bolli 认为只有 9 种;国外还有一些文献记载本属植物约 40 种。1956 年《东北植物检索表》中将接骨木属定为 8 个种和 1 个变种;刘慎谔等在《东北木本植物图志》中收集介绍了 10 种;陈可贵等通过鉴定、解剖、花粉粒的扫描,依据生殖小叶、花序及小枝等差异情况,将吉林省接骨木属划分为 6 种,分别为接骨木(*S. williamsii* Hance)、东北接骨木(*S. manshurica* Kitag)、朝鲜接骨木 [*S. coreana*(Nakai)Kom]、宽叶接骨木(*S. latipinna* Nakai)、毛接骨木(*S. buergeriana* Blume)、钩齿接骨木(*S. foetidissima* Nakai)。

徐炳声等在《中国植物志》72 卷中认为我国的接骨木属植物包括接骨木(*S. williamsii*)、西伯利亚接骨木(*S. sibirica*)、毛接骨木(*S. williamsii* var. *miquelii*)(名称已修订为:西伯利亚接骨木)、血满草(*S. adnata*)和接骨草(*S. chinensis*),引种栽培的有西洋接骨木(*S. nigra*)。同时指出:接骨木属不论草本或木本的种类,在习性、有无汁液、叶的形态、不孕花的有无、果实的颜色等性状方面,有不同程度的种间连续过渡。因此,过去在鉴定和命名方面比较混乱,单凭经典分类方法较难正确地划分。有待今后通过栽培试验进行深入的形态学和细胞遗传学观察。

1.3　种类特征和分布

1.3.1　接骨木属植物特征

落叶乔木或灌木,稀草本;茎干常有皮孔,具发达的髓;奇数羽状复叶,对生,小叶具锯齿。托叶叶状或退化成腺体。复聚伞或圆锥花序,顶生;花小,白色或黄白色,整齐;萼筒短,萼齿 5 枚;花冠辐状,5 裂;雄蕊 5 枚,花丝短,花药外向;子房 3~5 室,花柱短或几无,柱头 2~3 裂。浆果状核果红黄色或紫黑色,具 3~5 枚核;种子三棱形或椭圆形;胚与胚乳等长。

1.3.2 我国接骨木属(木本)主要种类及特性

1.3.2.1 接骨木(*S. williamsii*)

落叶灌木或小乔木,高5~6 m。老枝淡红褐色,具浅褐色髓。奇数羽状复叶,小叶5~7枚,有时仅3枚或多达11枚,卵圆形、椭圆形至长圆状披针形,长5~15 cm,宽1.2~7 cm,顶端尖、渐尖至尾尖,基部楔形或圆形,有时心形,两侧不对称,边缘具不整齐锯齿,有时基部或中部以下具1至数枚腺齿,幼时小叶上面及中脉被稀疏短柔毛,后光滑无毛,托叶狭带形,或退化成腺状体。圆锥形聚伞花序顶生,长5~11 cm,宽4~14 cm,具总花梗,花小而密,白色或淡黄色,子房3室,花柱短,柱头3裂。果实红色,极少蓝紫黑色,卵圆形或近圆形,直径3~5 mm;分核2~3枚,卵圆形至椭圆形,长2.5~3.5 mm,略有皱纹。花期一般4—5月,果熟期6—7月。

接骨木果实含油量高达30%以上,人工栽培每亩鲜果产量可达1 000~2 000 kg。接骨木油中含不饱和脂肪酸达80%以上,其中α-亚麻酸含量达15%以上,对人体健康非常有利。接骨木不仅产油量高、油质好,而且产油期长,高产期长达15 a以上。该树种有抗旱、抗病虫、耐瘠薄、稳产、高产等优点,是一种很有开发利用价值的木本油料,接骨木油也是极好的制肥皂的原料,其油饼是优质肥料。

接骨木枝叶、茎、根皮、花亦可作药用,有接骨生肌、祛风利湿、止血止痛的功效。接骨木生存力强,果实鲜艳,可广泛用于多种场合的绿化美化及生态造林。

1.3.2.2 西伯利亚接骨木(*S. sibirica*)

产新疆富蕴、福海山区,生于石质山坡和河旁岩石缝,西伯利亚和阿尔泰也有分布。落叶灌木,高2~4 m,分枝稠密;树皮淡红褐色,纵条裂,具椭圆形皮孔;髓部浅褐色;嫩枝具白色乳头状突起。羽状复叶,小叶通常5枚,叶轴和小叶柄有黄色长硬毛,小叶片卵状披针形或披针形,长5~14 cm,宽1.6~5.5 cm,顶端长渐尖,边缘具不规则锐齿,基部心形,两侧不等,上面绿色,下面苍白色,沿中脉具长硬毛;托叶腺状。圆锥形聚伞花序直立,长3.5~5 cm;总花梗被乳头状突起;花冠淡绿色或淡黄色,裂片矩圆形;雄蕊赭黄色。果实鲜红色。果期 7—8 月。

西伯利亚接骨木以其优美的树姿、奇特的花形、艳丽的果实具有极高的观赏价值,可作为园林绿化风景树种。另外,花和果的汁液里含有花色素、果酸、单宁酸、维生素 C、类黄酮及微量天然香精油,可制成高档眼霜和乌发液等化妆品,是一种集观赏和经济用途的兼用树种。

1.3.3 国外接骨木属(木本)主要种类及特性

1.3.3.1 西洋接骨木(*S. nigra*)

西洋接骨木又名黑接骨木,落叶小乔木或灌木,高可达 10 m。原产于南欧、北非和亚洲中西部地区。我国山东、浙江、江苏、上海等多个地区有栽培。老枝有皮孔,幼枝无毛,具纵纹,2 年生枝浅棕褐色,皮孔粗大,髓心白色。小叶 3~11 枚,长 4~10 cm,椭圆形或椭圆状卵形,先端尖或尾尖,基部楔形或圆钝,具尖锯齿,揉碎有异味;叶柄及下面叶脉间被短糙毛。花小,白色至淡黄色,花有臭味;柱头 3 裂,子房 3 室。核果浆果状,果黑色。花期 4—5 月,果期 7—8 月。

在欧洲,黑接骨木的果实曾用于造酒,作为着色剂和调味剂等,给其他酒品增加颜色和风味。用接骨木果实的提取物制成的果汁和糖浆制品在西方非常流行,人们普遍用它来治疗流感及其引发的咽喉肿痛、咳嗽等上呼吸道感染等病症,药理研究发现它具有免疫调节、抗氧化、抗病毒等作用。其树叶、内部树皮(皮层薄壁)、果实、嫩芽、髓质、树干、树根等都得到了广泛应用。

1.3.3.2 加拿大接骨木(*S. canadensis*)

加拿大接骨木又名美国接骨木。有些学者将其认定为西洋接骨木的一个亚种(*S. nigra* ssp. *canadensis*),分布在整个美国东部和中西部。落叶灌木,树高达 2.5~3.5 m,树冠 1.8~3 m,羽状复叶,长 30~35 cm,叶子表面亮绿色,小叶通常 5~9 枚,椭圆形或披针形,叶缘有细锯齿。花期 5—6 月,花艳丽,白色或灰白色。核果浆果状,果熟期 7 月下旬至 9 月,成熟果为紫黑色,果汁深红色,略带苦味,果实颜色艳丽,鸟类喜欢啄食,每个浆果包括种子 3~5 粒,种子通常通过鸟类和哺乳动物进行传播。播种、扦插繁殖均可。

加拿大接骨木适应性强,在酸性或碱性土壤上均可生长,生长迅速,是优良的景观树种,其果实用于制酒与食用,其花用于发汗和利尿,也作为刺激剂。

1.3.3.3 欧洲接骨木(*S. racemosa*)

欧洲接骨木又名红接骨木、欧洲红接骨木,为落叶灌木或小乔木,分布于欧洲、北美中部和北部地区。本种植物不同学者命名不同,包括 *S. callicarpa*, *S. microbotrys*, *S. pubens*, *S. pubens* var. *arborescens*, *S. racemosa* ssp. *pubens* 和 *S. racemosa* var. *pubens* 等。羽状复叶,小叶通常 5~7 枚,椭圆形、长椭圆形或长矛形,边缘有细锯齿。小枝暗红色或紫色,花白色,花期 5—6 月。扦插繁殖,可于冬春采用硬枝扦插或夏季采用嫩枝扦插繁殖,播种繁殖需要进行 90~150 d 的低温层积处理,也可在果实采摘后,去除果皮,直接播种,来年春季萌发。

本种植物可用于医药、农药、制作染料等。果实抗坏血酸含量高,茎、树皮、叶和根含有氰化物类毒素,浆果煮熟后可制作果冻或食用酒。需要注意的是,该果实如果没有充分地酿制,服用后可能会中毒。鲜艳的果实很易吸引鸟类。本种中已培育了几个观赏品种,比较有名的观赏品种是普卢莫萨'金叶'接骨木,常称为'金羽'接骨木(*S. racemosa* 'Plumosa Aurea')。

1.3.3.4 墨西哥接骨木(*S. mexicana*)

墨西哥接骨木又名蓝接骨木、新墨西哥接骨木,和 *S. c*(*a*)*erulea* Raf. 系同一个种,此种类曾有一些变化,曾被分为 *S. coriacea*, *S. orbiculata*, *S. velutina* 和 *S. caerulea*。有学者建议将其认定为美国西部的黑接骨木,分布于整个北美并延伸到欧洲。

墨西哥接骨木分布于美国得克萨斯州西部向北到蒙大拿州、加拿大艾伯塔省、不列颠哥伦比亚省南部和其他的整个西部地区,向南到墨西哥西北部。为落叶(也有文献记载为半常绿)灌木或小乔木,高 2~4 m,甚至 8 m,枝条柔软而有力,但木材坚硬,树皮薄,浅灰色到深褐色,有不规则皱纹。羽状复叶,小叶通常 5~9 枚,经常基部不对称。花序平顶,花两性,花冠小,5 裂,白色或淡黄色,气味甜美,但略微腐臭。浆果,5~6 mm 宽,含种子 3~5 个,果实蓝紫色到黑色,果常覆盖一层厚的粉白色的蜡质层。花期可从 5 月持续到 9 月,果期可从 7 月持续到 10 月。墨西哥接骨木种子主要通过鸟类和其他动物食用其果实后进行传播,种子有坚硬的种皮,胚休眠,如果不经过预处理,播种后可能需要 2 a 以上时间才能发芽,一般 2~3 a 开花结果,3~4 a 即可长成成龄树。可采用播种或扦插繁殖。

木材可制作梳子,空心茎干可做成笛子;蓝色或紫色浆果可做成接骨木酒、果酱、糖浆和馅饼;整个花簇可以蘸面糊油炸食用,而花瓣可生吃或泡茶;花和果实有极高的药用价值;在山区,该接骨木是夏季多种动物食物的重要来源;也可作为观赏树木进行栽培。

1.3.3.5 **澳洲接骨木**(*S. australasica*)

澳洲接骨木又名黄接骨木,为常绿灌木或小乔木,澳大利亚本土树种,生长于雨林和森林中潮湿的沟渠地带,分布于澳大利亚东部,从维多利亚州东部的吉普斯兰到昆士兰州的米利安谷(Miriam Vale) 地区均有,澳大利亚昆士兰州东北部的阿瑟顿高原也有分布。奇数羽状复叶,长 6~25 cm,小叶 3 枚或 5 枚,对生,窄椭圆形至披针形,长 2~10 cm,宽 4~30 mm,先端渐尖,边缘粗锯齿,叶片柔软,托叶披针形,早落或无;花期可从春季持续到秋季,花序 10~20 cm,花白色,有奶油香味;果实卵圆形,黄色,直径 3~5 mm,有花果同期现象,浆果可食用并可吸引鸟类。

如果光照充分,该种接骨木可形成高 2~3 m 的致密灌木,是优良的速生低矮遮阴植物;如果在阴凉处,该种接骨木会生长得更高,枝条拱形且不致密。在维多利亚雨林温暖的河岸,高可达 10 m。黄接骨木在植被恢复中,对于增加边缘植被盖度十分有用,同时也是一个很好的下层物种。

1.4 小 结

接骨木属植物分布广泛,适应性强,在我国广大地区及国外多个国家均有分布,种质资源及遗传多样性丰富,开展接骨木种质资源收集、评价,并在此基础上开展种质创制、新品种选育及高效培育技术研究,对于促进接骨木资源的开发利用具有重要意义。

参 考 文 献

[1] 徐炳声.中国植物志:第 72 卷[M].北京:科学出版社,1988.
[2] 郑万钧.中国树木志:第 2 卷[M].北京:中国林业出版社,1985.
[3] ZHANG W H,CHEN Z D,LI J H,et al.Phylogeny of the Dipsacales s.l.based on chloroplast trnL-F and ndhF sequences [J]. Mol Phylogenet Evol, 2003, 26: 176-189.
[4] 徐亮,陈功锡,张代贵,等.接骨木属植物研究进展[J].中国野生植物资源, 2010,29(5):1-5.
[5] MABBERLEY D J.The Plant-Book:A Portable Dictionary of the Higher Plants,2nd edn[M].Cambridge University Press,Cambridge,UK.1997.
[6] BOLLI R.Revision of the genus Sambucus[J].Dissertationes Botanicae,1994,223: 1-227.
[7] 刘慎谔.东北木本植物图志[M].北京:科学出版社,1995.
[8] 陈可贵,杜凤国,戚继忠.接骨木属植物分种研究[J].吉林林学院学报,1993,9 (3):44-48.
[9] 王遂义.河南树木志[M].郑州:河南科技出版社,1994.
[10] 杨志玲.几种野生木本油料及其经济价值的研究[J].经济林研究,2001,19 (4):36-37.
[11] 陈淑英,解彩红,拜热,等.西伯利亚接骨木的引种驯化与繁育[J].林业实用 技术,2007(1):45.
[12] 楚玉南,杨琪,秦秀忱.毛接骨木及栽培技术[J].中国林副特产,2004(3):13.
[13] 杨玉贵,孙玉,李殿波.朝鲜接骨木的苗木培育和园林栽植[J].特种经济动植 物,2007(6):24.
[14] MARK D.ATKINSON, ELAINE ATKINSON.Sambucus nigra L. [J]. Journal of Ecology,2002,90:895-923.
[15] 赵岩峰,肖峰,潘勤.接骨木的化学成分与药理作用[J].国外医药·植物药分 册,2007,22(5):198-200.

[16] JOAN Vallis, MARIA Angels Bonet, ANTONI Agelet. Ethnobotany of Sambucus nigra L. in Catalonia (Iberian peninsula) : the integral exploitation of a natural resource in mountain regions[J].Economic Botany,2004,58(3) :456-469.

[17] EDWARD F. Gilman, Dennis G. Watson. Sambucus canadensis : American Elder [EB/OL].[2011-10-3.].

[18] USDA National Resours Conservation Service. Sambucus nigra L. ssp. canadensis (L.) R.Bolli American black elderberry[EB/OL].[2011-10-3].

[19] USDA National Resours Conservation Service.Sambucus racemosa L.red elderberry [EB/OL].[2011-10-3].

[20] USDA National Resours Conservation Service. Sambucus nigra L. ssp. cerulea (Raf.) R.Bolli blue elderberry.[EB/OL].[2011-10-3].

[21] Edward F Gilman, Dennis G Watson. Sambucus mexicana : Mexican Elder[EB/OL].[2011-10-3].

[22] Wayne Webb. NATIVE ELDERBERRY /YELLOW ELDERBERRY Sambucus australasica[J].BARUNG LANDCARE NEWS 2009(1-3) :12.

[23] NEW SOUTH WALES FLORA ONLINE. Sambucus australasica (Lindl.) Fritsch [EB/OL].[2011-10-3].

2 接骨木引种与新品种选育

接骨木属植物分布广泛,种质资源丰富,第1章对木本接骨木种质资源进行了概述。接骨木是我国传统中药材,具有接骨生肌、活血化瘀等多种功效,亦可作为化妆品原料开发利用;接骨木适应性强,繁殖容易,成苗早且生长速度快,枝叶繁茂,耐修剪,养护管理容易,春季黄白花满树,夏季果实累累,是城乡绿化中重要的观赏树种;接骨木还是重要的木本油料树种,果实含油率达30%以上,油中饱和脂肪酸含量低,且含有一定比例的α-亚麻酸,对人体健康十分有益。接骨木资源的综合开发利用在欧洲非常走俏,我国尚处于初级阶段,利用不充分,仅药用较多,食用等其他综合利用很少。开展接骨木引种、资源评价与新品种选育,是促进接骨木产业发展的基础性工作。

2.1 国外接骨木种质资源引进与评价

为丰富国内接骨木种质资源库,培育更多的优良接骨木品种,课题组于2003年引种了'金叶'接骨木,于2005年引种了'金羽''花叶''紫云'3个接骨木品种,并于2012年进行了大面积的扦插扩繁。通过查阅相关文献资料,将接骨木的形态特征表现、花果习性以及适应性作为评价指标。通过多年的扦插扩繁,对其形态特征、花果习性、物候期和栽植地区适应性进行长期观察和记录。采用层次分析法对该4个接骨木种质资源进行综合评价,此外,通过比较4种引进国外接骨木与本地接骨木光合特性,了解不同种类接骨木光能利用效率,阐明光合特性,以期为接骨木种质资源的开发利用提供理论基础。

2.1.1 材料与方法

2.1.1.1 试验地概况

引种试验地位于郑州市郑新林业高新技术试验场(北纬 34°33′01″、东经 113°54′11″),光合特性测定试验地位于新郑市的河南省格兰德市政园林科技有限公司苗圃基地(北纬 35°07.013′,东经112°36.259′)。试验地为豫西山地向豫东平原过渡地带,属暖温带大陆性季风气候,四季分明,春季干旱,风沙多,夏季炎热,降雨集中,日照充足,冬季寒冷,雨雪少。海拔 140 m,年均气温 14.2 ℃,极端最高气温42.3 ℃,极端最低气温-17.9 ℃,年均降水量 676.1 mm,年均蒸发量1 476.2 mm,年均日照时数 2 114.2 h,年均相对湿度 67%,全年≥10 ℃的积温为 4 500 ℃,全年无霜期 208 d。试验林地势平坦,土壤为黄潮土亚类,土壤质地为沙壤土,pH 值为 7.3,有机质含量中等。

2.1.1.2 试验材料

引种试验材料为 2012 年繁育的露地栽植的接骨木扦插苗,插穗来自引种的 4 个接骨木品种母株。试验品种情况见表 2-1。2015—2019年持续 5 年对试验品种进行观察记录。

表 2-1 4 个国外接骨木品种引种登记表

品种	学名	引种时间	引种地
'金叶'接骨木	S. canadensis 'Aurea'	2003 年	比利时
'金羽'接骨木	S. racemosa 'Plumosa Aurea'	2005 年	西班牙
'花叶'接骨木	S. nigra 'Variegata'	2005 年	西班牙
'紫云'接骨木	S. nigra 'Thunder Cloud'	2005 年	西班牙

光合特性测定试验 5 种不同接骨木的材料为 2013 年栽植的接骨木试验林,分别为'金叶'接骨木(S. canadensis 'Aurea')、'花叶'接骨木(S. nigra 'Variegata')、'金羽'接骨木(S. racemosa 'Plumosa Aurea')、'紫云'接骨木(S. nigra 'Thunder Cloud')、接骨木(S. williamsii),选择生长健壮、健康无病虫害的接骨木成熟叶的从上到下第 3 到第 5 片叶作为试验对象,使用 LI-6400XT 便携式光合作用仪

（美国）进行测定。

2.1.1.3　研究方法

1.物候期观测

随机选择成龄接骨木 5~7 株，每株选择 3 根有代表性的枝条，逐株挂牌标记，每隔一定时间（1~3 d 不等，视节律而定）观测 1 次，观测指标有萌芽期、开花期、结果期、果熟期和落果期等。

2.花果习性观测

每个品种选择有代表性的 10 株接骨木，每株随机取 3~5 根枝条，盛花期调查测量花序直径、花色等，结果后进行果实性状调查，记录果实形状、果实的类型以及果色等。

3.形态特征观测

在接骨木生长结束后开始落叶之前，随机选择生长健壮植株 20 株，测量株高、冠幅、地径；同时从中任选 10 株，每株任选枝条 3~5 根，测量当年生枝条的长度、粗度、节间长，观察记录枝干、叶形等外部形态特征。

4.适应性观测

在整个生长期与休眠期，观察成龄接骨木的长势、一年生枝条抽干程度、叶异比例、斑点比例、皱缩比例、裂损比例、焦边比例、萎蔫程度、病虫害发生率等指标，并根据评分规则进行评分，以评价其适应性。

5.引种试验数据分析方法

试验结果均为综合 5 年的观测数据所得，并根据各项指标每年的得分情况进行汇总评价，每项指标的最终得分均为 5 年的平均分。然后建立评价模型，采用层次分析法（Analytic Hierarchy Process，AHP）进行评价，鉴于课题组引种时优先考虑品种的观赏性，通过咨询相关专家，经适当调整后，确定 AHP 各指标的权重系数，如表 2-2 所示，建立树种评价模型。再将每个评定项分为 5 个等级，各项指标的最高分规定为 10 分，具体评分标准见表 2-3~表 2-5。按照评价标准分别确定各品种相应指标分值。根据确定分值对引种参试品种逐个评价，筛选出观赏价值高、适应性强、生长势好的参试品种。

表2-2　4个接骨木品种评定项目及权重分配(AHP 模型)

性状类别		主要性状		性状代码
项目	权重	项目	权重	
观赏性	0.400	树形	0.100 0	C1
		叶片	0.250 0	C2
		花朵	0.050 0	C3
适应性	0.300	抽干程度	0.037 5	C4
		叶异比例	0.037 5	C5
		斑点比例	0.037 5	C6
		皱缩比例	0.037 5	C7
		裂损比例	0.037 5	C8
		焦边比例	0.037 5	C9
		萎蔫程度	0.037 5	C10
		病虫害发生率	0.037 5	C11
生长特性	0.300	生长势	0.150 0	C12
		生长量	0.150 0	C13

表2-3　观赏性评价指标评分标准

项目	10分	8分	6分	4分	2分
C1	干直冠大，叶多分布均匀，枝条充实，分布有规则，轮廓姿态优美	干直冠大，叶多分布均匀，枝条充实，分布有规则，轮廓姿态优美，占4项	干直冠大，叶多分布均匀，枝条充实，分布有规则，轮廓姿态优美，占3项	干直冠大，叶多分布均匀，枝条充实，分布有规则，轮廓姿态优美，占2项	干直冠大，叶多分布均匀，枝条充实，分布有规则，轮廓姿态优美，占1项
C2	叶形奇特，叶色美丽，彩色叶时间长	叶色美丽，彩色叶时间长	叶色美丽	叶色尚可	叶色一般

续表 2-3

项目	10分	8分	6分	4分	2分
C3	花大奇特,有香气,花期长	花型好,颜色好,花期短或花小但花期长	花型一般,花色较好	花小,花型一般,颜色尚可	花小,颜色黯淡

表 2-4 适应性评价指标评分标准

项目	10分	8分	6分	4分	2分
C4	发生面积0~5%(含)	发生面积5%~10%(含)	发生面积10%~20%(含)	发生面积20%~30%(含)	发生面积30%以上
C5	发生面积0~5%(含)	发生面积5%~10%(含)	发生面积10%~20%(含)	发生面积20%~30%(含)	发生面积30%以上
C6	发生面积0~5%(含)	发生面积5%~10%(含)	发生面积10%~20%(含)	发生面积20%~30%(含)	发生面积30%以上
C7	发生面积0~5%(含)	发生面积5%~10%(含)	发生面积10%~20%(含)	发生面积20%~30%(含)	发生面积30%以上
C8	发生面积0~5%(含)	发生面积5%~10%(含)	发生面积10%~20%(含)	发生面积20%~30%(含)	发生面积30%以上
C9	发生面积0~5%(含)	发生面积5%~10%(含)	发生面积10%~20%(含)	发生面积20%~30%(含)	发生面积30%以上
C10	发生程度0~5%(含)	发生程度5%~10%(含)	发生程度10%~20%(含)	发生程度20%~30%(含)	发生程度30%以上
C11	发生率0~5%(含)	发生率5%~10%(含)	发生率10%~20%(含)	发生率20%~30%(含)	发生率30%以上

表2-5　生长特性评价指标评分标准

项目	10分	8分	6分	4分	2分
C12	枝、叶浓密	枝、叶一项生长中等,一项生长浓密	枝、叶两项均中等	枝、叶一项生长中等,一项生长不良	枝、叶两项均不良
C13	当年生枝条长,枝条很多	当年生枝条长或者枝条多,叶中等	枝、叶两项均中等	当年生枝条短或者枝条少,叶中等	枝、叶两项均差

6.光合作用日变化的测定

在 2015 年 7 月 1 日,08:00—18:00 进行,每隔 2 h 测定 1 次,每个品种测定 3 株,每株测定 3 片叶子,每片叶子净光合速率(P_n)的变化幅度小于 0.5 h 连续记录 4 个值,结果取其平均。其中测定的生理指标包括植物的净光合速率(P_n)、蒸腾速率(T_r)、气孔导度(G_s)和胞间 CO_2 浓度(C_i)等,环境参数包括光合有效辐射(Q_{leaf})、叶温(T_1)、空气湿度(e_{ref})、大气 CO_2 浓度(c_{ref})、温度(T_{ch})等。

7.光响应曲线测定

在 2015 年 7 月 2 日,测定前,测定对象在 1 000 mol/(m^2·s)光强下诱导 20~30 min(仪器自带的红蓝光源),以充分活化光合系统,使用开放气路,外界空气 CO_2 浓度在 400 μmol/mol 左右,设定的光强梯度为 2 000 μmol/(m^2·s)、1 500 μmol/(m^2·s)、1 200 μmol/(m^2·s)、1 000 μmol/(m^2·s)、500 μmol/(m^2·s)、100 μmol/(m^2·s)、50 μmol/(m^2·s)、20 μmol/(m^2·s)、0,测定对象与日变化测定使用的测定对象相同,自动取值间隔设置为最小等待 1 min,最大等待 3 min。

结果取其平均光响应曲线的拟合曲线方程,使用 $A = a[1 - C_0 e(-b PAR/a)]$ 计算。其中 C_0 为度量弱光下净光合速率趋于 0 时的指标;a 为光响应曲线中最大光合速率;b 为表观量子效率;PAR 为光合有效辐射。光补偿点(LCP)为净光合速率等于 0 时的光照值,光饱和点(LSP)为光合速率达到最大值 99% 时的光照,采用 $LCP = a\ln(C_0)/b$,

$LSP = a\ln(100\ C_0)/b$ 计算。

8.光合特性数据分析

采用 Excel 对数据进行描述性统计和作图,用 SPSS19.0 统计分析软件对数据进行分析。

2.1.2　结果与分析

2.1.2.1　形态特征

由表 2-6 可以看出,'金叶'接骨木长势最旺盛,平均株高 1.8 m,

表 2-6　4 个接骨木品种形态特征

品种	平均株高/m	平均地径/cm	平均冠幅/m	叶长/cm	叶宽/cm	叶色
'金叶'接骨木	1.8	4.0	2.0	15~35	8~20	新叶金黄色,老叶黄绿色
'金羽'接骨木	1.0	2.0	1.0	10~20	7~15	初生嫩叶青铜色、新叶金黄色、老叶黄绿色
'花叶'接骨木	1.5	3.5	1.8	10~35	6~15	叶片内有银白色条纹,叶片边缘呈现银白色
'紫云'接骨木	0.8	2.5	1.0	6~18	6~13	新叶黄绿色,老叶紫铜色

品种	当年生枝条平均数量/根	当年生枝条平均长度/m	当年生枝条平均基径/cm	平均枝条节间长/cm	枝条特征
'金叶'接骨木	26	1.8	1.0	10.2	瘤状突起少,颜色偏红
'金羽'接骨木	5	1.2	0.8	5.8	瘤状突起密,颜色发白
'花叶'接骨木	14	1.3	0.7	9.4	瘤状突起密,颜色发白
'紫云'接骨木	9	1.4	0.7	5.3	瘤状突起密,颜色灰白

当年生枝条平均长度1.8 m,平均冠幅2.0 m,平均地径4.0 cm,各项指标在4个接骨木品种中均位居第一;其次是'花叶'接骨木,平均株高1.5 m,当年生枝条平均长度1.3 m,平均冠幅1.8 m,平均地径3.5 cm;'金羽'接骨木和'紫云'接骨木长势相对较弱,平均株高分别只有1.0 m、0.8 m,当年生枝条平均长度分别为1.2 m、1.4 m,平均冠幅都是1.0 m,平均地径分别为2.0 cm、2.5 cm。

由表2-6还可以看出,'金叶'接骨木和'花叶'接骨木的叶片较大,而'金羽'接骨木和'紫云'接骨木的叶片偏小,'金羽'接骨木的叶片最窄,叶缘皱折状浅裂,如羽毛状。4个品种叶色变化与品种特性一致,说明4个国外品种在郑州地区能正常表现品种特性,未发生变异或返祖现象,适宜郑州地区栽植。'金叶'接骨木的枝条节间长,基径大;'花叶'接骨木的枝条偏干,基径偏小,但节间长。说明它们在郑州地区生长状况较'金羽'接骨木和'紫云'接骨木旺盛。

通过观测发现,'金羽'接骨木枝条有较强的直立性,而'紫云'接骨木枝条有较强的匍匐性。此外,除'金羽'接骨木未发现铺地枝条外,在其他3个接骨木品种的铺地枝条上都发现了生根现象,说明这3个接骨木品种易于压条繁殖。

2.1.2.2　花果习性

由表2-7可见,4个接骨木品种中除'金羽'接骨木有黄绿色外,其余品种花色基本一致,均为白色或黄白色。此外,'金叶'接骨木的花序直径最大,最大可达20 cm;'金羽'接骨木的花序直径最小。4个接骨木品种的果实形状、含种数基本一致,'金羽'接骨木果实为红色,其余3个品种偏紫黑色。

表2-7　4个接骨木品种花果特性

品种	花色	花序直径/cm	果色	果实形状	果实大小/mm	果实含种数/个
'金叶'接骨木	白色至黄白色	15~20	黑色或紫黑色	近球形	4~7	3~4
'花叶'接骨木	白色至黄白色	8~15	紫红至紫黑色	近球形	4~7	3~4
'金羽'接骨木	黄白色至黄绿色	8~13	红色	近球形	3~5	2~3
'紫云'接骨木	白色(早期花药浅红色)	10~15	紫红至紫黑色	近球形	4~6	2~3

2.1.2.3 物候期

由表 2-8 可见,经连续观测,4 个接骨木品种在郑州地区的物候期表现略有差异,'花叶'接骨木萌动最早,为 3 月 5 日;其次是'金羽'接骨木;'金叶'接骨木和'紫云'接骨木萌动期均在 3 月 13 日。展叶期基本一致,均在 3 月 20 日左右。'金羽'接骨木现蕾最早,为 4 月 12 日,其他 3 个品种均在 4 月 20 日左右。开花期亦是'金羽'接骨木最早,为 4 月 16 日,其他 3 个品种均在 4 月 25 日左右。随后进入盛花期,'金羽'接骨木于 5 月 20 日就开始落花现果,进入果实生长期,'金叶'接骨木是 6 月 20 日,'花叶'接骨木是 6 月 22 日,'紫云'接骨木是6 月 25 日。'金羽'接骨木果实成熟最早,在 6 月下旬就泛红成熟了;其次是'紫云'接骨木,7 月中下旬至 8 月开始变成紫黑色,果实成熟;'金叶'接骨木和'花叶'接骨木果实都是在 7 月底至 8 月成熟。

表 2-8 4 个接骨木品种物候期

品种	萌动期	展叶期	现蕾期	开花期	果实生长期	果实成熟期
'金叶'接骨木	3 月 13 日	3 月 20 日	4 月 20 日	4 月 26 日	6 月 20 日	8 月
'花叶'接骨木	3 月 5 日	3 月 20 日	4 月 21 日	4 月 25 日	6 月 22 日	8 月
'金羽'接骨木	3 月 9 日	3 月 20 日	4 月 12 日	4 月 16 日	5 月 20 日	6 月
'紫云'接骨木	3 月 13 日	3 月 22 日	4 月 21 日	4 月 26 日	6 月 25 日	7—8 月

2.1.2.4 适应性

根据引种试栽的情况调查,4 个接骨木品种在郑州地区表现出较强的适应性,在露地栽培试验中,'金叶'接骨木病虫害、抽干、萎蔫现象较轻,未发现其他症状;'花叶'接骨木有叶异色、抽干现象,焦边现象相对较轻,未发现病虫害;'金羽'接骨木和'紫云'接骨木长势较好,除少数落叶和叶异色外,未发现明显的不适应症状发生。

2.1.2.5 综合评价

按照评价标准表分别确定各品种相应的指标分值,根据 AHP 模型各类指标权重分值分配,计算 4 个接骨木品种的综合分值并排名,汇总结果见表2-9。

表2-9　4个接骨木品种综合评分汇总

品种	C1	C2	C3	C4	C5	C6	C7	C8	C9	C10	C11	C12	C13	综合分值	排名
'金叶'接骨木	10	8	8	10	10	10	10	10	10	10	10	10	10	9.40	1
'金羽'接骨木	8	10	8	8	10	10	10	10	8	10	10	6	6	8.35	3
'花叶'接骨木	10	8	8	10	10	10	10	10	8	8	10	10	8	8.95	2
'紫云'接骨木	8	8	8	10	8	10	10	10	10	8	10	6	6	7.85	4

由表2-9可见,'金叶'接骨木、'金羽'接骨木、'花叶'接骨木和'紫云'接骨木的综合得分分别为9.40、8.35、8.95、7.85。其中,'金叶'接骨木的综合排名最高,'紫云'接骨木的综合排名最低。由此可见,'金叶'接骨木在郑州地区的表现最好。

2.1.2.6　5种接骨木的光合特性日变化分析

1.试验当天环境因素日变化

光合作用受内部生理因素(叶龄、部位、生育期等)及外部环境因素(光、CO_2、温度、水分等)共同影响,但在短时间内,由于内部生理因素相对稳定,外部环境因素就成为主要的影响因素。试验当天8—18时的环境因素变化见表2-10。

表2-10　测定当天环境因素的变化

时间	光强/ $[\mu mol/(m^2 \cdot s)]$	温度/℃	湿度/%	CO_2浓度/($\mu mol/mol$)
8时	1 400.13	34.45	29.16	370.85
10时	1 571.87	37.76	29.87	347.91
12时	1 776.98	38.41	30.16	334.48
14时	1 743.41	39.81	30.79	317.64
16时	1 373.46	37.45	29.03	329.02
18时	512.99	34.83	27.78	333.37

由表 2-10 可见,环境中光强在 12 时之前逐步升高,12 时达到最高,为 1 776.98 μmol/(m² · s),到 14 时都比较稳定,14 时之后逐步下降,16 时以后大幅下降;温度和湿度基本都是随着光强变化,先升后降,温度在 14 时达到最高值,为 39.81 ℃,湿度在 14 时达到最高值,为 30.79%;空气中 CO_2 含量在清晨 8 时最大,之后逐渐下降,到 14 时达到最低,之后略有回升。

2.净光合速率(P_n)日变化

从图 2-1 可以看出,'金叶'接骨木、普通接骨木、'金羽'接骨木净光合速率在 8 时左右达到峰值,分别为 14.64 μmol/(m² · s)、17.09 μmol/(m² · s)、13.56 μmol/(m² · s),之后随温度升高逐步下降,到 14 时温度最高时有个低点,在 16 时有短暂回升;'紫云'接骨木的净光合速率先是逐步上升,在 10—16 时变化不大,在 12 时达到峰值 10.86 μmol/(m² · s);'花叶'接骨木的净光合速率在 10 时达到最大,为 9.96 μmol/(m² · s),之后缓慢下降,但变化不大,在 16 时有小幅回升,之后继续下降。总体看,5 种接骨木都在 14 时有不同程度的休眠现象;在 18 时都还有较强的光合作用,说明在本地有较好的弱光适应能力。

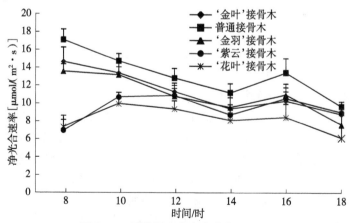

图2-1　5种接骨木净光合速率日变化

3.蒸腾速率(T_r)日变化

蒸腾作用失水所造成的水势梯度是植物吸收和运输水分的主要驱动力,也能降低植物叶片温度,以避免热害,更有利于 CO_2 的吸收和同化。从图 2-2 中可以看出,5 种接骨木 T_r 日变化都呈现先升后降的单峰型曲线,其中'金叶'接骨木、普通接骨木、'金羽'接骨木、'紫云'接骨木的峰值出现在 14 时,'花叶'接骨木的峰值出现在 12 时。5 种接骨木的 T_r 最低值都出现在 18 时。结合表 2-10 可推断出,这几种接骨木的蒸腾速率与温度和光照都有基本的正相关性。

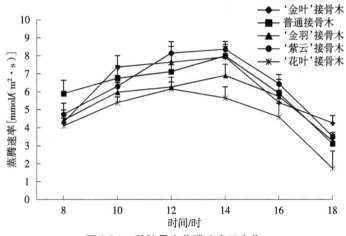

图 2-2　5 种接骨木蒸腾速率日变化

4.气孔导度(G_s)日变化

气孔导度表示的是气孔张开的程度,影响光合作用、呼吸作用及蒸腾作用。从图 2-3 看出,'金叶'接骨木、普通接骨木、'金羽'接骨木的 G_s 日变化趋势较为一致,都是先升后降,在 12 时达到峰值,之后迅速下降到低点,然后保持平缓,16 时略有回升;'紫云'接骨木 G_s 日变化趋势与前三种大致相同,但是在 14 时达到峰值,16 时迅速下降;'花叶'接骨木 G_s 在 12 时最高,8—16 时都保持平缓的上升和下降,在 18 时达到最低值。对比图 2-2 蒸腾速率日变化趋势,除'花叶'接骨木和'紫云'接骨木外,其余三种接骨木 G_s 和 T_r 之间没有明显的正相关性。

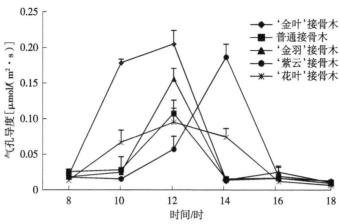

图2-3　5种接骨木气孔导度日变化

2.1.2.7　5种接骨木光响应参数分析

光合作用的某些生理参数尤其是光饱和点和光补偿点在植物对光照强度的需求适应和耐阴性方面反应比较直观,可为植物在园林应用中提供理论基础。最大净光合速率'金叶'接骨木与普通接骨木均较大,'紫云'接骨木与'金羽'接骨木较为接近,最小的是'花叶'接骨木。5种接骨木表观量子效率均在0.03~0.04。5种接骨木光补偿点为57.519~69.125 $\mu mol/(m^2 \cdot s)$,从大到小分别是'金羽'接骨木>'紫云'接骨木>'花叶'接骨木>普通接骨木>'金叶'接骨木;5种接骨木光饱和点为1 352.577~2 003.692 $\mu mol/(m^2 \cdot s)$,由大到小分别为普通接骨木>'金叶'接骨木>'紫云'接骨木>'金羽'接骨木>'花叶'接骨木。具体见表2-11。

表2-11　5种接骨木光响应参数分析结果　　单位:$\mu mol/(m^2 \cdot s)$

品种	最大净光合速率	表观量子效率	光补偿点	光饱和点
'金叶'接骨木	13.805	0.035	57.519	1 873.930
普通接骨木	16.032	0.038	60.795	2 003.692
'金羽'接骨木	11.182	0.037	69.125	1 460.882
'紫云'接骨木	10.355	0.031	67.789	1 606.064
'花叶'接骨木	8.951	0.032	64.424	1 352.577

2.1.3 结论与讨论

多年试验观测表明,引种的4个接骨木品种均可在郑州地区正常生长、开花、结果。露地栽培中,4个品种的接骨木植株生长健壮,枝叶繁茂,较耐低温,花期较长。根据 AHP 模型各类指标权重分值分配,计算4个接骨木品种的综合分值并排名,'金叶'接骨木、'金羽'接骨木、'花叶'接骨木和'紫云'接骨木的综合得分分别为9.40、8.35、8.95、7.85。其中,'金叶'接骨木的综合排名最高,'紫云'接骨木的综合排名最低。

本研究发现,引种资源单株植物间特异性基本一致,没有返祖现象,未发现新种病虫危害,有较强的适应性,因此认为引种的4个接骨木品种均可在郑州地区发展。陈淑英等(2007)研究了西伯利亚接骨木的引种驯化与繁育,将西伯利亚接骨木从高海拔地区引种到平原地区生长表现良好,可以正常开花结实。李绍翠等(2018)研究认为接骨木在青岛地区观赏性很好。刘利峰(2013)研究了接骨木在张家口坝上地区的引种驯化情况,发现接骨木生长良好,无干梢现象,耐寒耐旱。说明接骨木属植物适应性均较强,可以用于园林绿化、荒山绿化等。

本研究表明,'金叶'接骨木生长健壮,树势强健,枝叶繁茂,适应性强,花序大,花朵繁密,鲜艳夺目,新叶金黄色,老叶黄绿色,整株色感效果好,在综合评价中评分最高。银川地区在绿化树种引种试验中发现,'金叶'接骨木在银川地区的栽植成活率达90%,但存在抽干现象,而桂炳中等(2019)研究了'金叶'接骨木在华北地区的表现,发现在正常管护下,'金叶'接骨木长势良好,可见,在不同地区'金叶'接骨木表现均较好,与本研究结果一致。'金羽'接骨木直立性强,生长健壮,生长势中等,初生嫩叶青铜色,新叶金黄色,老叶黄绿色,叶缘皱褶状浅裂,裂角较小,小叶如羽毛状,有极高的观赏价值;'花叶'接骨木生长旺盛,枝叶繁茂,树形好,适应性强,叶片内有银白色条纹,叶片边缘呈现银白色,也是难得的彩叶树种;'紫云'接骨木匍匐性较强,适应性强,生长势中等,新叶黄绿色,老叶紫铜色。由此可见,4种接骨木品种均具有较高的观赏价值和适应性,可广泛用于城市园林绿化和美化。

引进的接骨木采用层次分析法进行综合评价,层次分析法是很常见的植物资源评价方法,结合课题组引种侧重点,将评价体系确定为品种的观赏性、适应性和生长特性3个主要方面,将观赏性的权重设置为最高,为0.4,主要是考虑接骨木观赏价值在园林绿化应用中较为重要。对其他树种或其他品种进行综合评价时可以适当调整评价指标和权重,主要根据培育目标、培育方向确定。

目前,国内对接骨木资源的开发利用尚处于初级阶段,且无大规模的人工栽培。本书首次对所引进的4个国外接骨木属种质资源的形态特征、花果习性、物候期和在郑州地区的适应性等进行了系统研究,对丰富我国接骨木种质资源具有重要意义。关于不同接骨木品种间的叶片颜色、果色等性状的差异来源及发生机制有待进一步研究。

植物光合作用是植物生产过程中物质积累与生理代谢的基本过程,也是分析环境因素影响植物生长和代谢的重要手段。从测量的结果来看,5种接骨木的P_n日变化较为一致,在14时有不同程度的午休现象,说明在39 ℃的高温下已经呈现不同程度的高温休眠;在18时都还有较强的光合作用,说明在本地有较好的弱光适应能力,与光响应中光补偿点的测量结果保持一致。

5种接骨木T_r日变化都呈现先升后降的单峰型曲线,在12—14时达到最大值,在18时达到最低值,说明这几种接骨木的蒸腾速率与温度和光照都有基本的正相关性。5种接骨木的G_s日变化都是先上升后下降的变化趋势,结合T_r日变化,除'花叶'接骨木和'紫云'接骨木外,其余三种接骨木G_s和T_r之间没有明显的正相关性,主要差异在于14时,T_r在14时达到最大值,而G_s在14时迅速下降,可能是因为14时温度过高,蒸腾作用过大,导致气孔保卫细胞失水而关闭,造成G_s大幅下降。

光补偿点低说明植物利用弱光能力强,有利于有机物质的积累;光饱和点高说明植物能适应更强的光照环境。5种接骨木光补偿点都在100 μmol/(m^2·s)以下,说明在本地区具有良好的弱光适应能力;本试验中除'金叶'接骨木和普通接骨木外,其余三种接骨木的光饱和点都不是很高,说明更容易达到最高效光合利用率,而'金叶'接骨木和普通接骨木的高光饱和点更能适应夏天的强光直射环境;而且 5 种接骨木光补偿点和光饱和点的差值都较大,说明其能适应更广阔的光照环境。综合来看,以普通接骨木的光照环境适应能力最强,其次是'金叶'接骨木。

2.2　接骨木遗传多样性研究

简单重复序列中间区域 DNA 标记技术(ISSR)是由 Zietkiewicz 等提出的建立在 PCR 反应基础上的一种分子标记技术,用于检测微卫星(Simple Sequence Repeat,SSR)间 DNA 序列差异。ISSR 标记呈孟德尔式遗传,多数为显性标记,因该技术便于操作、快速高效、多态性高、精度高、成本低廉,并且不需要预先测定靶序列信息等优点,已被广泛应用于遗传多样性分析、品种鉴定、亲缘关系分析等。本研究运用 ISSR 分子标记技术,对课题组从河南、黑龙江等省份采集的接骨木种源混播后实生选择的接骨木(S. williamsii)优良单株和引进的国外接骨木品种共 24 份样本,开展遗传相似性和遗传多样性研究,旨在为探讨我国接骨木资源开发和利用、国外接骨木优良种质资源引进及杂交育种等工作提供参考。

2.2.1　材料与方法

2.2.1.1　材料

试验样本采自河南省林业科学研究院新郑接骨木种质资源圃,试验材料的名称及性状见表 2-12。于 2017 年 7 月采集不同样本的嫩叶,冰盒储存带回实验室置于−70 ℃冰箱备用。

表 2-12　试验材料

序号	种、品种	产地/引种地	性状
1	'花叶'接骨木	郑州/西班牙	叶片内有银白色花纹,叶片边缘呈现银白色

续表 2-12

序号	种、品种	产地/引种地	性状
2	'花叶'接骨木	驻马店/西班牙	叶片内有霜白色花纹,叶片边缘呈现银白色
3	'金叶'接骨木	郑州/比利时	新叶金黄色,成熟叶黄绿色
4	'金叶'接骨木	驻马店/比利时	新叶金黄色,成熟叶黄绿色
5	'金叶'接骨木	济源/比利时	新叶金黄色,成熟叶黄绿色
6	'金羽'接骨木	驻马店/西班牙	叶片边缘皱褶状浅裂,叶片如小鸟羽毛
7	'紫云'接骨木	驻马店/西班牙	新叶黄绿色,老叶紫铜色
8	'海棠红'优良单株		果实数量极少,海棠红色
9	'杏红'优良单株		果实数量极少,杏红色
10	'枣红'优良单株		果实数量极少,枣红色
11	'红红火火'优良单株		果实数量多,鲜红色
12	'赤丹'优良单株		果实数量多,深红色
13	'嫣红'优良单株		果实数量多,艳红色
14	'红宝石'优良单株		果实数量多,亮红色
15	'鸿运'优良单株		果实数量多,大红色
16	'紫黛'优良单株		果实数量多,紫黑色,深紫色
17	'乌紫'优良单株		果实数量多,乌紫色
18	'黑珍珠'优良单株		果实数量多,紫黑色,果穗稠密
19	'紫棠'优良单株		果实数量多,紫色偏黑,
20	'墨玉'优良单株		果实数量多,紫黑色,颜色较黑
21	'姹紫'优良单株		果实数量多,紫红色
22	'艳紫'优良单株		果实数量多,紫色较亮、艳丽
23	'紫气东来'优良单株		果实数量多,紫色
24	'鸿运青莲'优良单株		果实数量多,紫红色,果实成熟期较晚

2.2.1.2 方法

接骨木基因组 DNA 采用天根生化科技(北京)有限公司提供的植

物基因组 DNA 提取试剂盒提取。使用 Beckman DU-640 核酸蛋白分析仪测定 DNA 浓度和纯度,置于-20 ℃冰箱备用。

2.2.1.3 引物筛选

本试验所用 ISSR 引物参考加拿大哥伦比亚大学 2006 年公布的 ISSR 引物序列,优化设计出适合接骨木 ISSR-PCR 最佳反应体系,从 100 条引物中筛选出 13 条反应稳定、扩增条带清晰的引物用于所有样品的 PCR 扩增(见表 2-13)。

表 2-13 ISSR 引物序列及特异性条带数目

引物编号	引物序列	退火温度/℃	总位点数	多态性位点数	多态位点百分数/%
UBC807	AGA GAG AGA GAG AGA GT	50.5	234	234	100
UBC808	AGA GAG AGA GAG AGA GC	51.5	229	229	100
UBC810	GAG AGA GAG AGA GAG AT	51.5	251	251	100
UBC811	GAG AGA GAG AGA GAG AC	53.0	286	286	100
UBC816	CAC ACA CAC ACA CAC AT	50.5	175	174	99.43
UBC817	CAC ACA CAC ACA CAC AA	51.0	210	209	99.52
UBC818	CAC ACA CAC ACA CAC AG	52.5	228	228	100
UBC827	ACA CAC ACA CAC ACA CG	50.5	184	184	100
UBC835	AGAGAGAGAGAGAGA GYC	50.5	191	191	100
UBC836	AGAGAGAGAGAG AGA GYA	51.0	254	254	100
UBC840	GAGAGAGAGAGA GAG AYT	52.0	274	274	100
UBC841	GAGAGAGAGAGA GAG AYC	53.0	279	279	100
UBC880	GGA GAG GAG AGG AGA	52.5	230	230	100
合计			3 025	3 023	99.92

注:$Y = C/T$。

2.2.1.4 PCR 扩增反应体系

PCR 扩增反应总体系为 25 μL,含 Taq DNA 聚合酶(2 U/μL)0.5 μL、10×PCR buffer 2.5 μL、Mg^{2+}(1.5 mmol/L)0.2 μL、模板 DNA(60 ng)2. 0 μL、dNTPs 0. 5 μL、0. 3 μmol/L 引物,19 μL ddH$_2$O;最佳退火温度为 50. 5～53. 0 ℃。扩增程序为:95 ℃预变性 5 min;95 ℃变性 30 s,50. 5～53. 0 ℃退火(见表 2-13)45 s,72 ℃延伸 2 min,45 个循环;72 ℃延伸 10 min;4 ℃保存。

ROX1000 分子量内标、引物、琼脂糖、Taq DNA 聚合酶均购自北京鼎国昌盛生物技术有限公司。PCR 产物用 1. 2%琼脂糖凝胶电泳,采用 ABI PRISM 377 sequencer 测序仪扫描得到凝胶图像。

2.2.1.5　数据分析

ISSR 为显性标记,凝胶成像的每条带(DNA 片段)均为一个分子标记(Marker),统计分子标记迁移率相同位置条带的有无;有带(显性)记作 1,无带(隐性)记作 0,强带和弱带均记作 1。对于多态位点,仅在重复试验中能稳定出现的差异带用于数据分析。

用 GENESCAN 3.1 软件打开凝胶成像图(ABI 377 测序仪扫描得到),进行数据提取,安装胶图的 MATRIX,选择合适的内标(SIZE STANDARD)并设置软件合适的分析参数。软件每 2 个碱基读一次数,Marker 片段范围为 50～1 000 bp,在 50～1 000 bp 一共读取 475 个数,由于不可避免的误差,在所设置的片段 Bin Range 范围内的片段,认为是同一条带,例如在 71. 5～73. 5,两个扩增条带大小分别为 73. 008 4 和 71. 904 4,这样的误差范围在我们的误差允许范围认为是同一条带。在原始数据的基础上,有带的地方替换为"1",无带的地方替换为"0",这样构成了"0""1"数据。打开 Binthere 软件,设置片段大小的范围,导入数据(结果由 GENESCAN 3.1 软件分析得到),分析并导出结果。

利用 NTSYS-pc 2.1e 进行数据分析。对数据矩阵用 SimQual 程序求 SM 相似系数矩阵,用 SHAN 程序中的非加权配对算术平均法(unweighted pair group method using arithmetic average,UPGMA)进行聚类分析,并通过 Tree plot 模块生成 24 份接骨木样本聚类图。

2.2.2　结果与分析

2.2.2.1　引物筛选及分子标记多态性

GENESCAN 3.1 软件对凝胶电泳图的分辨率极高,13 条引物共分辨出谱带清晰、稳定性好的条带 3 061 条(见图 2-4)。其中多态性条带 3 059个,多态位点高达 99.93%,单条引物扩增条带为 175~286 条,平均达 235.46 条。

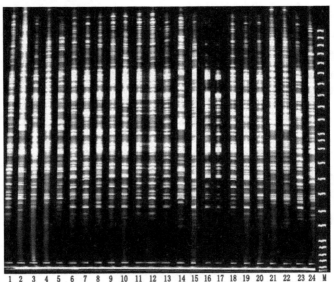

图 2-4　引物 UBC810 对 24 份接骨木样本的 ISSR-PCR 扩增图谱

2.2.2.2　接骨木遗传相似系数

遗传相似系数介于 0~1,数值越小表明亲缘关系越远,反之越近。24 份接骨木样本的遗传相似系数为 0.677 2~0.857 8(见表 2-14)。遗传相似系数最大的是接骨木 1-2 和接骨木 1-3,为0.857 8;遗传相似系数最小的是'金羽'接骨木和'金叶'接骨木 1,为0.677 2。此外,国内接骨木样本与 4 种引进接骨木样本的遗传相似系数在 0.680 2~0.749 8。

2.2.2.3　接骨木聚类分析

由上述遗传相似系数构建供试样本聚类分析树状图(见图 2-5)可知,所有样本在 0.722 处聚为 2 类。第Ⅰ类主要是国外引进品种,包括'花叶'接骨木、'紫云'接骨木和'金叶'接骨木;第Ⅱ类主要是普通接骨木,还有引进品种'金羽'接骨木。

表 2-14 24 份接骨木种质资源的遗传相似系数

接骨木	1	2	3	4	5	6	7	8	9	10
1	1.000 0									
2	0.808 8	1.000 0								
3	0.737 9	0.730 4	1.000 0							
4	0.742 2	0.738 6	0.814 7	1.000 0						
5	0.764 4	0.771 3	0.818 0	0.811 1	1.000 0					
6	0.703 3	0.692 5	0.677 2	0.693 8	0.699 7	1.000 0				
7	0.781 7	0.778 1	0.733 4	0.737 0	0.748 1	0.687 6	1.000 0			
8	0.733 4	0.701 7	0.687 6	0.695 1	0.707 6	0.718 3	0.695 5	1.000 0		
9	0.703 3	0.687 3	0.686 3	0.693 2	0.696 5	0.715 1	0.842 5	0.842 5	1.000 0	
10	0.729 8	0.703 3	0.695 8	0.702 0	0.716 4	0.725 9	0.842 8	0.842 8	0.857 8	1.000 0
11	0.706 9	0.690 2	0.684 0	0.701 4	0.707 9	0.712 8	0.751 3	0.751 3	0.738 9	0.761 5
12	0.721 6	0.708 2	0.707 2	0.715 4	0.716 1	0.736 6	0.766 0	0.766 0	0.761 5	0.784 0
13	0.725 5	0.718 0	0.704 6	0.704 3	0.728 5	0.728 1	0.775 8	0.775 8	0.764 7	0.780 7
14	0.714 4	0.706 9	0.687 6	0.700 4	0.706 9	0.711 2	0.772 6	0.772 6	0.778 5	0.777 5
15	0.718 3	0.710 2	0.701 4	0.706 9	0.721 9	0.749 7	0.780 4	0.780 4	0.781 7	0.799 7
16	0.704 9	0.692 9	0.691 9	0.692 2	0.696 8	0.715 4	0.753 3	0.753 3	0.761 1	0.771 3
17	0.703 6	0.696 8	0.691 2	0.693 5	0.704 6	0.733 0	0.750 7	0.750 7	0.752 0	0.768 7
18	0.708 2	0.694 2	0.692 5	0.700 7	0.706 6	0.725 9	0.769 6	0.769 6	0.772 2	0.771 3
19	0.712 8	0.695 5	0.683 4	0.691 6	0.709 8	0.723 9	0.763 1	0.763 1	0.754 0	0.757 5
20	0.697 8	0.680 4	0.686 0	0.694 2	0.696 1	0.703 0	0.752 6	0.752 6	0.761 1	0.777 1
21	0.725 5	0.708 2	0.749 7	0.710 8	0.737 0	0.734 7	0.747 1	0.747 1	0.745 8	0.762 4
22	0.693 8	0.684 4	0.684 7	0.681 1	0.696 8	0.721 9	0.755 3	0.755 3	0.757 2	0.762 1
23	0.725 5	0.701 0	0.696 1	0.697 8	0.714 1	0.723 6	0.768 0	0.768 0	0.751 0	0.765 1
24	0.723 2	0.705 3	0.693 8	0.694 8	0.715 1	0.730 4	0.765 1	0.765 1	0.752 6	0.776 5

续表 2-14

接骨木	11	12	13	14	15	16	17	18	19	20	21	22	23	24
11	1.000 0													
12	0.785 3	1.000 0												
13	0.770 9	0.776 5	1.000 0											
14	0.759 2	0.798 7	0.804 6	1.000 0										
15	0.788 6	0.804 6	0.811 1	0.794 1	1.000 0									
16	0.777 8	0.790 5	0.799 7	0.803 0	0.794 0	1.000 0								
17	0.783 7	0.789 9	0.790 5	0.785 3	0.805 6	0.793 5	1.000 0							
18	0.776 5	0.802 3	0.802 3	0.798 4	0.798 4	0.798 4	0.790 9	1.000 0						
19	0.764 7	0.797 7	0.791 8	0.761 1	0.781 4	0.768 4	0.785 0	0.783 7	1.000 0					
20	0.758 9	0.772 9	0.787 3	0.770 3	0.795 1	0.781 7	0.771 9	0.774 5	0.761 5	1.000 0				
21	0.761 1	0.775 8	0.772 6	0.762 6	0.788 3	0.773 6	0.757 9	0.763 8	0.755 8	0.769 3	1.000 0			
22	0.759 5	0.765 7	0.788 6	0.768 6	0.797 3	0.782 4	0.778 5	0.766 0	0.766 3	0.769 0	0.764 4	1.000 0		
23	0.764 4	0.790 9	0.780 4	0.762 4	0.783 0	0.771 6	0.785 3	0.776 3	0.836 3	0.759 3	0.756 2	0.776 2	1.000 0	
24	0.776 5	0.779 4	0.816 7	0.782 0	0.801 6	0.796 7	0.792 2	0.772 6	0.781 7	0.777 8	0.774 9	0.801 3	0.784 0	1.000 0

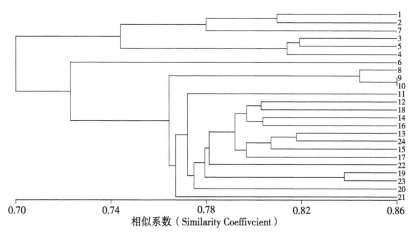

图 2-5　基于 ISSR 数据的 24 份接骨木样本的 UPGMA 聚类图

　　国外接骨木品种引自欧洲,其中'花叶'接骨木和'紫云'接骨木选自西洋接骨木(*S. nigra*),这两个品种在遗传相似系数 0.78 处聚为一类,'金叶'接骨木选自加拿大接骨木(*S. canadesis*),与西洋接骨木的两个品种在遗传相似系数为 0.744 处聚为一类。国内接骨木样本以成熟果实性状为选择依据,其中果实数量极少的在聚类树中归为一类,为接骨木 1;接骨木 2 果实的颜色分为鲜红色、紫黑色和介于二者之间的紫红色,但从聚类图可知,果实性状相同的样本并未聚为一类。'金羽'接骨木选自欧洲接骨木(*S. racemosa*),在遗传相似系数为 0.722 处与国内接骨木聚为一类,二者亲缘关系较近。聚类分析结果与测试样本来源基本一致。

2.2.3　结论与讨论

　　ISSR 分子标记与 RAPD 相比引物更长,PCR 扩增的退火温度更高,所以 ISSR 分子标记的可重复性更高。本试验通过 GENESCAN 3.1 软件对电泳凝胶图片进行数据分析,分辨率高,扩增得到的接骨木 ISSR 带型呈现出极高的多态性,多态位点百分数接近 100%,而且带型丰富、清晰,重复性高,说明本试验对接骨木遗传多样性的评估是可靠、有效的。

由聚类树状图对接骨木(*S. williamsii*)样本亲缘关系的分析可知,不同产地的同一国外接骨木品种准确可靠;成熟果实性状相同的样本并未聚在一起,即表形性状与遗传相似系数相关性不显著。本试验聚类结果中,国内优良单株接骨木样本果实数量多且鲜红色及深红色的五个样本并未因此表形而聚为一类;与此类似,国内优良单株四个样本果实数量多且紫色或紫红色也未聚为一类。此结论与杨美玲等(2012)利用 ISSR 分子标记技术对紫斑牡丹遗传多样性的分析以及侯小改等(2006)利用 AFLP 技术分析牡丹野生种与矮化及高大品种间的亲缘关系进行的研究有类似之处。聚群中花色或花型相同的紫斑牡丹品种未聚在一起;部分矮化牡丹和高大品种牡丹可以相聚。多数遗传组的划分和植株外观表现并没有一致的关系。本试验认为,分子标记进行的聚类是依据数百个标记位点进行总体分析的结果,而与外观(如果实颜色)相关的位点在整个数据中占的比例或许很弱,因此相同表形的样本并未相聚。依据遗传相似系数分析,'金羽'接骨木与国内优良单株接骨木聚为一类,二者亲缘关系较近。

随着人们生活水平的提高,对经济价值与观赏价值高的树种需求越来越多。遗传多样性研究为优良种质资源的引进、收集和利用提供了科学的评价方法。本试验通过对接骨木遗传多样性的分析,为接骨木种间杂交试验、种质资源的鉴定、遗传图谱的构建提供了重要的科学依据。

2.3　接骨木新品种选育

近年来,不少学者在接骨木资源培育及开发利用方面做了大量工作,但研究深度和应用程度都还远远不够,特别是良种和新品种选育方面十分薄弱。接骨木生于海拔 540～1 600 m 的山坡、灌丛、沟边、路旁,调查发现,尚有大量的优良资源处于野生或半野生状态,个体间结果量有较大差异,目前对资源利用不充分,仅药用较多,其他综合利用很少,可供开发利用的优良品种缺乏。随着对接骨木认识的加深和需求的增多,接骨木已成为一种新型的园林观赏及生态经济型植物,应用前景广阔,开展新品种选育可为其开发利用奠定坚实基础。

2.3.1 接骨木实生苗群体的建立

为了收集较为齐全的接骨木资源,项目组深入接骨木产地进行了调研,发现自然生长中的接骨木果实颜色、大小、形状、结实能力等差异很大,大部分接骨木结果少,树形散乱,或者开花多但坐果能力弱,落果严重。培育人员根据果实颜色、结实特性等指标,采集接骨木果实,进行处理后,最终获得接骨木种子 10 kg 约 500 万粒种子(千粒重 1.5~2 g),将种子在河南省林业科学研究院(简称河南省林科院)试验基地进行了播种,建立了接骨木实生苗群体。

2.3.2 优株选择,建立无性系对比试验林

2012 年 6—7 月果实进入成熟期,在接骨木实生苗群体中开展了优良单株选择与观测工作。按照果实颜色,进一步结合株型、成花难易、生长势、果实大小、适应性、病虫害等特性为主要指标进行了优良单株选择。

将选出的多个优良单株进行了扦插扩繁,并在扦插苗上继续采集插穗进行多次繁育,2013—2014 年在河南省林科院试验基地建立了无性系对比试验林。连续多年对优株及无性系试验林进行了持续观测。对照品种为普通接骨木,萌蘖旺盛,成熟期不一致,开花多但坐果能力差,落果严重,冬季当年生枝条易干枯。同时部分无性系间,根据测定需要,也设定为互为对照。

2.3.3 DUS 测试,选育出新品系

将试验品种与对照品种开展特异性(distinctness)、一致性(uniformity)和稳定性(stability)测试。

2.3.3.1 **性状描述**

根据接骨木植物学特性,所测试性状包括植株、枝条、叶、花、果、种子等性状。主要有株型、分枝密度、枝条髓心颜色、当年生枝夏季颜色、

枝条皮孔密度、皮孔形状、皮孔排列方式、复叶大小、小叶大小、叶柄长度、小叶先端形状、小叶基部形状、小叶颜色、小叶托叶有无、花序大小、花序密度、花序类型、花序轴颜色、花冠颜色、始花期、果实大小、果实颜色、果实形状、果实密度、果序轴颜色、果实成熟期等性状特征描述。

2.3.3.2 物候期观测

观测新品种萌动期、展叶期、花期、果期、落叶期等。

2.3.3.3 特异性状

描述新品种特异性。

2.3.3.4 稳定性及一致性

一致性:无性系内不同新品种苗木间性状是否一致;稳定性:连续多年无性繁殖,不同批次繁育的苗木特异性状有无变异或返祖现象。实际操作中,符合特异性和一致性要求,一般认为该品种具备稳定性。

2.3.3.5 抗性

描述试验品种抗旱、耐涝、抗寒、抗病虫害等性状。

2.3.4 区域化试验

为进一步观测所选接骨木优良无性系在不同生态环境条件下表现,从 2017 年开始在河南省林业科学研究院新郑基地、济源市林业科学研究所试验基地、河南郑新林业高新技术试验场光山试验基地等同时进行扦插苗栽培试验,进行区域化试验。

2.3.5 选育出的接骨木优良无性系

通过对无性系对比试验林连续多年观测与测定,表明所扩繁的几个无性系与对照品种相比,特异性突出,具有稳定性与一致性,未有返祖现象,且具有较好的适应性,最终选育出'红玛瑙''黑珍珠''烈焰''早紫''红宝石''黑宝石''黑美人''金穗'等多个优良无性系。

2.3.5.1 '红玛瑙'

夏季成熟,果实亮红色,鲜艳夺目,观赏价值高,易成花,易坐果,成熟期一致,便于采收,母枝节处结果枝数量 2~6 个,丰产能力强。落叶灌木或小乔木,高 2~4 m;树皮暗灰色,具明显的椭圆形皮孔,具发达的髓,髓部褐色。羽状复叶有小叶 2~3 对,有时仅 1 对或多达 5 对。花与叶同出,圆锥形聚伞花序顶生,具总花梗,花小而密,萼筒短,萼齿 5 枚,花冠辐状,5 裂,白色至淡黄色,花药黄色。子房 3 室,花柱短,柱头 3 裂。果实圆形或近圆形,直径 3~4 mm。花期 4—5 月,果熟期 6 月。

2.3.5.2　'黑珍珠'

夏季成熟,果实紫黑色,典雅高贵,观赏价值高,易成花,易坐果,成熟期一致,便于采收,丰产能力较强。落叶灌木或小乔木,高 2~4 m;树皮暗灰色,具明显的椭圆形皮孔,具发达的髓,髓部褐色。羽状复叶有小叶 2~3 对,有时仅 1 对或多达 5 对。花与叶同出,圆锥形聚伞花序顶生,具总花梗,花小而密,萼筒短,萼齿 5 枚,花冠辐状,5 裂,白色至淡黄色,花药黄色。子房 3 室,花柱短,柱头 3 裂。果实圆形或近圆形,直径 4~5 mm。花期 4—5 月,果熟期 6 月。

2.3.5.3　'黑宝石'

落叶灌木或小乔木,高 2~4 m,主枝伸展姿态斜上伸展;夏季当年生枝条绿褐色,枝条髓部浅褐色,皮孔中等,近圆形,非线性排列,当年生枝条节部有紫色环带;一回羽状复叶有小叶 5~7 枚,中绿色,长、宽中等,叶柄长度中等,总叶柄绿色,顶生小叶椭圆形,尾尖,具中锯齿稍微内弯;圆锥形聚伞花序顶生,具总花梗,花径中等,萼筒短,萼齿 5 枚,花冠反曲,5 裂,黄白色,花药黄色;果实椭圆形,成熟果黑色,直径 4~5 mm。花期 4—5 月,果熟期较早,5—6 月。易成花、易坐果、成熟期一致,丰产能力强。

2.3.5.4　'黑美人'

落叶灌木或小乔木,高 2~4 m,主枝伸展姿态近平展;夏季当年生枝条中绿色,枝条髓部浅褐色,皮孔偏小,近圆形,成线性排列;一回羽状复叶有小叶 5~7 枚,长、宽中等,中绿色,总叶柄紫色,顶生小叶椭圆形,尾尖,具中锯齿;圆锥形聚伞花序顶生,具总花梗,花径中等,萼筒短,萼齿 5 枚,花冠反曲,5 裂,黄白色,花药黄色;果实圆形或近圆形,成熟果紫黑色,直径 4~5 mm。花期 4—5 月,果熟期 6 月。易成花、易坐果、成熟期一致,丰产能力极强。

2.3.5.5 '早紫'

落叶灌木或小乔木,直立性强、高2~4 m,主枝伸展姿态近直立;夏季当年生枝条中绿色,枝条髓部浅褐色,皮孔中等,近圆形,非线性排列;一回羽状复叶有小叶5~7枚,深绿色,长、宽中等,叶柄长度中等,总叶柄绿色,顶生小叶阔卵形,尾尖,具中锯齿不内弯;圆锥形聚伞花序顶生,具总花梗,花径中等,花朵繁密,萼筒短,萼齿5枚,花冠反曲,5裂,黄白色,花药黄色;果实圆形或近圆形,成熟果紫红色,直径4~5 mm。花期4—5月,果熟期较晚,6—7月。易成花、易坐果、成熟期一致,丰产能力强。

2.3.5.6 '紫嫣'

落叶灌木或小乔木,高2~4 m,主枝伸展姿态斜上伸展;夏季当年生枝条绿褐色,枝条髓部浅褐色,皮孔中等,菱形,非线性排列;一回羽状复叶有小叶5~7枚,长、宽中等,中绿色,总叶柄紫色往叶脉延伸,叶柄长度短,顶生小叶椭圆形,尾尖,具中锯齿不内弯;圆锥形聚伞花序顶生,具总花梗,花径中等,萼筒短,萼齿5枚,花冠反曲,5裂,黄白色,花药黄色;果序轴紫红色,果实圆形或近圆形,成熟果紫红色,直径4~5 mm。花期4—5月,果熟期较早,5—6月。

2.3.5.7 '红宝石'

落叶灌木或小乔木,高2~4 m,主枝伸展姿态斜上伸展;夏季当年生枝条绿褐色,枝条髓部浅褐色,皮孔中等,菱形,呈线性排列,当年生枝条节部有紫色环带;一回羽状复叶有小叶5~7枚,中绿色,长、宽中等,叶柄长度中等,顶生小叶阔卵形,尾尖,具中锯齿不内弯;圆锥形聚伞花序顶生,具总花梗,花径中等,萼筒短,萼齿5枚,花冠反曲,5裂,黄白色,花药黄色;果序轴紫红色,果实长圆形,成熟果红色,直径4~5 mm。花期4—5月,果熟期6月。易成花、易坐果、成熟期一致,丰产能力强。

2.3.5.8 '金穗'

落叶灌木或小乔木,高2~4 m,主枝伸展姿态斜上伸展;夏季当年生枝条中绿色,枝条髓部浅褐色,皮孔中等,菱形,非线性排列;一回羽状复叶有小叶5~7枚,长、宽中等,中绿色,叶柄长度中等,顶生小叶阔卵形,尾尖,具细锯齿且稍内弯;圆锥形聚伞花序顶生,具总花梗,花径较小,萼筒短,萼齿 5 枚,花冠反曲,5 裂,黄白色,花药黄色;成熟期果序轴浅黄色,果实长圆形,成熟果红色,直径 4~5 mm。花期 4—5 月,果熟期 6 月。

2.3.5.9 '烈焰'

落叶灌木或小乔木,高 2~4 m,主枝伸展姿态近直立;夏季当年生枝条中绿色,枝条髓部浅褐色,皮孔中等,近圆形,呈线性排列;一回羽状复叶有小叶 5~7 枚,长、宽中等,中绿色,顶生小叶阔卵形,尾尖,具细锯齿且内弯明显;圆锥形聚伞花序顶生,具总花梗,花小而密,萼筒短,萼齿 5 枚,花冠反曲,5 裂,黄白色,花药黄色;果序轴紫红色,果实圆形或近圆形,成熟果鲜红色,直径 4~5 mm。花期 4—5 月,果熟期较晚,6—7 月。易成花,易坐果,成熟期一致,果穗多,丰产能力强。夏季果实鲜红色,鲜艳夺目,观赏价值高。

2.3.5.10 '国红'

落叶灌木或小乔木,高 2~4 m,主枝伸展姿态近直立;夏季当年生枝条绿褐色,枝条髓部浅褐色,皮孔中等,扁圆形,非线性排列;一回羽状复叶有小叶 5~7 枚,中绿色,长、宽中等,顶生小叶卵圆形,侧生小叶叶柄紫色,顶生小叶卵形,尾尖,具中锯齿不内弯;圆锥形聚伞花序顶生,具总花梗,花径中等,花朵繁密,萼筒短,萼齿 5 枚,花冠反曲,5 裂,黄白色,花药黄色;果实圆形或近圆形,成熟果红色,直径 4~5 mm。花期 4—5 月,果熟期 6 月。

2.3.6　已授权的接骨木新品种及特性

截至 2022 年 10 月,国家林业和草原局新品种保护办公室官网已公布授权的接骨木新品种约 9 个。已授权新品种中,除上述介绍过的'红玛瑙'和'黑珍珠'外,还包括山东省林业科学研究院选育的'盐丹''紫丰''红丰''柳叶红''金幻' 5 个品种以及个人申请的'天然红一号'和'天然红二号' 2 个品种。

2.3.6.1　'盐丹'

落叶灌木或小乔木,高达 4~6 m,长势旺盛。主干树皮灰白色;皮孔疏散、不明显;当年生枝夏季绿色、皮孔中等大小、近圆形,成熟复叶一回羽状,小叶上表面绿色,顶生小叶椭圆形,顶端渐尖,基部宽楔形,叶缘中锯齿,厚度中等;生殖叶羽状复叶,多数 7 枚;果序轴颜色浅紫,果实黑色、圆球形。具有耐盐碱、抗干旱、耐贫瘠、耐大气污染、抗寒、抗病虫害等特征,适应性强。

2.3.6.2 '紫丰'

落叶灌木或小乔木,高达 4~6 m,长势旺盛。主干树皮皮孔密集、褐色;当年生枝夏季绿色,皮孔中等大小、近圆形;成熟复叶一回羽状,小叶多数 7 枚,上表面绿色,顶生小叶椭圆形,顶端渐尖,基部宽楔形,叶缘中锯齿,厚度中等;生殖叶多数 5 枚,深绿色;果序轴紫色,果实红色、圆球形。具有抗干旱、耐贫瘠、耐大气污染、抗寒、抗病虫害等特征,适应性强。

2.3.6.3 '红丰'

落叶灌木或小乔木,高达 4~6 m,长势旺盛。主干树皮皮孔小而密;当年生枝夏季绿色,皮孔线状排列、中等大小;顶生小叶椭圆形;生殖叶奇数羽状复叶,小叶 5 枚,黄绿色;成熟叶上表面绿色,下表面中绿色;果序轴绿色,果实圆球形、红色,果实顶部花萼宿存。具有抗干旱、耐贫瘠、耐大气污染、抗寒、抗病虫害等特征,适应性强。

2.3.6.4 '柳叶红'

落叶灌木或小乔木,高达 4~6 m,长势旺盛。主干树皮皮孔中等密度、灰白色;当年生枝夏季绿色,皮孔中等大小、线状排列、近圆形;成熟复叶一回羽状,小叶叶缘向上卷曲,上表面颜色深绿,顶生小叶椭圆形,顶端渐尖,基部楔形,叶缘中锯齿,厚度中等,侧生小叶长椭圆形;生殖叶羽状复叶,多数 5 枚;果序轴颜色深紫,果实圆球形、深红。具有抗干旱、耐贫瘠、耐大气污染、抗寒、抗病虫害等特征,适应性强。

2.3.6.5 '金幻'

落叶灌木或小乔木,高达 4~6 m,长势旺盛。主干树皮皮孔大、稀疏、凸出、黑褐色;当年生枝夏季黄白色,皮孔近圆形、中等大小;成熟叶深绿,叶背面少量茸毛;顶生小叶长椭圆形,顶端渐尖,基部楔形,叶缘中锯齿;果实颜色渐变(从绿色到白色到浅红色到红色),成熟后红色,果柄紫红色,果穗直立。具有抗干旱、耐贫瘠、耐大气污染、抗寒、抗病虫害等特征,适应性强。

2.3.6.6 '天然红一号'

落叶灌木,茎无棱,多分枝;枝灰褐色,无毛。奇数羽状复叶对生;通常具小叶 7 枚,叶片卵状披针形或长椭圆形,长 4~12 cm,宽 2~4 cm,先端渐尖,基部偏斜阔楔形,边缘具锯齿,两面无毛,叶面深绿色,微卷。圆锥聚伞花序,直径 6~9 cm;淡黄色;花萼钟形,裂片 5,舌形;花冠合瓣,裂片 5,倒卵形;雄蕊 5,着生于花冠上,与裂片互生,短于花冠。浆果状核果近球形,紫红色,具 3~5 核。花期 4—5 月,果熟期 6—7 月。

2.3.6.7 '天然红二号'

落叶灌木,茎无棱,多分枝;枝灰褐色,无毛。奇数羽状复叶对生;通常具小叶 7 枚,叶片卵状披针形或长椭圆形,长 4~12 cm,宽 2~4 cm,先端渐尖,基部偏斜阔楔形,边缘具锯齿,两面无毛。每个叶柄基部有 2~5 果穗,圆锥聚伞花序,直径 6~9 cm;淡黄色;花萼钟形,裂片 5,舌形;花冠合瓣,裂片 5,倒卵形;雄蕊 5,着生于花冠上,与裂片互生,短于花冠。浆果状核果近球形,紫红色,具 3~5 核。花期 4—5 月,果熟期 6—7 月。

另外已受理的新品种保护公告中,除已介绍的'烈焰''早紫''黑美人''红宝石''黑宝石'等外,还包括'天然红三号'等接骨木新品种。

参 考 文 献

[1] 徐炳声.中国植物志:第 72 卷[M].北京:科学出版社,1988.

[2] 郑万钧.中国树木志:第 2 卷[M].北京:中国林业出版社,1985.

[3] 王遂义.河南树木志[M].郑州:河南科技出版社,1994.

[4] 王企,曹尚银,李好先,等.5 个杏农家品种郑州引种栽培试验初报[J].林业与

生态科学,2018,33(1):69-74.

[5] 陈宇,郭宇兰.大叶白蜡引种栽培试验初步研究[J].中国林副特产,2019(3):25-26,30.

[6] 张晓燕,陶梅,李春晓.黑果腺肋花楸引种栽培初报[J].中国林副特产,2018(3):33-34.

[7] 温燕,张生平,付广军,等.欧李在榆阳区引种栽培研究[J].农村科学实验,2018(10):102-104.

[8] 郑世刚,颜寿,胡亚东,等.川北金钗石斛引种及仿野生栽培试验[J].四川大学学报:自然科学版,2018,55(3):649-654.

[9] 陈辉,周成玲,刘来宝,等.苏北地区4种常绿阔叶树种引种栽培适应性分析[J].西南林业大学学报(自然科学版),2019,39(4):149-154.

[10] 杨晓丽.北方城市常绿阔叶树种引种适应性分析[D].泰安:山东农业大学,2014.

[11] 王企,李好先,刘贝贝,等.5个李品种在郑州的引种栽培表现[J].落叶果树,2017,49(4):32-35.

[12] 魏玉红.3种灌木在库尔勒地区引种栽培试验研究[J].中国园艺文摘,2010(9):16-21.

[13] 丁向阳.城市森林建设规划理论与实例研究[M].长沙:湖南大学出版社,2007.

[14] 王永昌,杨仁斌,李林.基于层次分析法的壶瓶山森林旅游资源评价与可持续发展对策[J].湖南农业大学学报(自然科学版),2009,35(6):689-693.

[15] 唐辉,李锋,王满莲,等.广西岩溶特有药用植物广西美登木的光合生理特性研究[J].河南农业科学,2009(8):113-116.

[16] 刘颖嘉,程习梅,荣俊冬,等.7个荷花品种光合特性的研究[J].江西农业大学学报,2012,34(1):40-43.

[17] 刘玲,刘淑明,孙丙寅,等.不同产地花椒幼苗光合特性研究[J].西北农业学报,2009,18(3):160-165.

[18] 张伟,宋显军,闫晓艳,等.不同大豆品种光合特性的比较[J].大豆科学,2008,27(3):392-393.

[19] 李合生.现代植物生理学[M].北京:高等教育出版社,2002.

[20] 寇亚平,刘念,胡秀,等.三种景观类姜花属植物的光合作用特性研究[J].广东农业科学,2011(12):44-47.

[21] 曾小平,赵平,蔡锡安,等.25种南亚热带植物耐阴性的初步研究[J].北京林

业大学学报,2006,28(4):88-95.

[22] 陈淑英,解彩红,拜热,等.西伯利亚接骨木的引种驯化与繁育[J].林业科技通讯,2007,409(1):45.

[23] 李绍翠,姜新强,孙健皓,等.三种金色叶植物叶色表现及色素含量[J].北方园艺,2018,414(15):102-108.

[24] 刘利峰.几种忍冬科树种在张家口坝上地区的适应性初步调查[J].现代农村科技,2013(2):56-57.

[25] 赵淑红,高亦珑,徐力生,等.银川引种金叶接骨木药用价值初探[J].宁夏医学杂志,2010,32(1):58-59.

[26] 曹兵,宋丽华,马国彬,等.银川地区14种绿化树种的引种试验初报[J].农业科学研究,2007,28(3):72-76.

[27] 桂炳中,及德忠,穆毅.华北地区金叶接骨木栽培养护[J].中国花卉园艺,2019,436(4):40.

[28] 王亚军.沧州盐碱地金叶接骨木引种适应性研究[J].现代园艺,2018(8):10-11.

[29] 金祖达,韦福民,周天焕.基于AHP法的大盘山国家级自然保护区生态质量评价研究[J].环境科学与管理,2015,40(7):185-190.

[30] 王盼,刘亚,陈江芳,等.基于层次分析法的浙江大盘山自然保护区杜鹃花属植物资源应用价值评价[J].林业调查规划,2018,43(6):42-46.

[31] 鲁小波,陈晓颖.风景园林基于AHP方法的森林自然保护区生态旅游资源评价[J].林业工程学报,2010,24(5):136-138.

[32] 薛克娜,田雪琴,柯欢,等.基于层次分析法的4种山茶科植物观赏价值评价[J].林业与环境科学,2015,31(2):109-113.

[33] ZIETKIEWICZ E, RAFALSKI A, LABUDA D. Genome fingerprinting by simple sequence repeat (SSR)-anchored polymerase chain reaction amplification[J]. Genomics,1994,20:176-183.

[34] 何刚,朱丽芳,刘贤桂,等.仙茅属13个种群遗传多样性ISSR分析[J].经济林研究,2016,34(3):84-89.

[35] 代惠萍,赵桦,吴三桥,等.秦巴山区油茶品种遗传多样性的ISSR分析[J].西北林学院学报,2014,29(2):107-111.

[36] 梁国校,刘凯,马锦林,等.香花油茶分子分类与鉴定[J].经济林研究,2017,35(1):27-29,58.

[37] 王利,陈述,董金伟,等.古银杏种质亲缘关系及遗传多样性的ISSR分析[J].

经济林研究,2010,28(3):20-24.

[38] 刘欢,廖康,刘娟,等.新疆野生山楂资源遗传多样性及亲缘关系的 ISSR 分析 [J].经济林研究,2016,34(2):19-23.

[39] 刘国彬,龚榜初,赖俊声,等.锥栗农家品种的遗传多样性及亲缘关系分析 [J].林业科学研究,2011,24(6):707-712.

[40] 汤正辉,祝亚军,谭晓风,等.河南连翘种群遗传多样性的 ISSR 分析[J].中南 林业科技大学学报,2013,33(8):32-37.

[41] 张党权,田华,谢耀坚,等.桉树4个种遗传多样性的 ISSR 分析[J].中南林业 科技大学学报,2010,30(1):12-17.

[42] 杨美玲,唐红.紫斑牡丹遗传多样性的 ISSR 分析[J].西北植物学报,2012,32 (4):693-679.

[43] 沈植国.木本接骨木属植物种质资源研究综述[J].山西农业科学,2011,39 (11):1223-1226,1231.

[44] CAMACHO F J, LISTON A. Population structure and genetic diversity of Botrychium pumicola (Ophioglossaceae) based on inter-simple sequence repeats (ISSR)[J].Am. J. Bot. ,2001,88(6):1065-1070.

[45] 侯小改,尹伟伦,李嘉珏,等.牡丹矮化品种亲缘关系的 AFLP 分析[J].北京 林业大学学报,2006,28(5):43-77.

3　接骨木苗木培育技术

接骨木繁殖方法包括播种繁殖、扦插繁殖、嫁接繁殖、分株繁殖等。接骨木种子细小,生产中普通苗木培育多以播种育苗为主,但不同苗木间性状不一致,分化较为严重。为保证品种特性,品种化的苗木需采用无性系,因接骨木扦插容易,生产中多以扦插育苗为主,但不同的繁殖方法有其特定的用途。项目组开展了播种、嫩枝扦插、硬枝扦插、嫁接等接骨木繁殖技术试验,形成了系统的接骨木育苗技术体系,并总结了大苗培育技术,可为接骨木苗木培育提供保障。

3.1　接骨木播种育苗

长期以来,接骨木主要为野生分布,未得到大面积栽培应用,种群扩繁以种子繁殖为主,变异丰富,繁殖系数大。目前接骨木育种多为实生选育,种子繁殖仍是重要的繁殖手段,优势不可替代。课题组经过试验研究,从接骨木果实采收、种子处理、播种、播后管理等总结形成了完整的播种育苗技术。

3.1.1　果实采收

接骨木一般在6月果实开始变色成熟,待果实完全变色后即可采收,采收过晚果实则会干瘪脱落而且被鸟类啄食,影响质量和产量。因此,宜选择生长健壮、树势旺盛、无病虫害的优良单株或母树林,6—7月果实充分成熟时采收。

3.1.2　种子处理

接骨木果实为浆果,采收后不及时处理容易腐烂霉变,影响发芽,因此应及时将采摘的果实去除杂物,搓去果肉,用清水反复漂洗,然后取出种子,并用 0.5%的碱水浸种 30 min,最后用清水把种子反复洗净。水选出充实饱满的种子,摊放于通风处晾干,编号后入库备用。

接骨木播种分为秋播和春播两种,当年秋季可直接播种,种子无须处理。次年春播种子需沙藏处理,土壤上冻前(一般为 10 月下旬至 11 月中旬),种子用 2‰的高锰酸钾溶液浸泡消毒 0.5 h,捞出洗净,用 40 ℃的温水浸种 24 h 后,与 3 倍于种子的细湿河沙混合均匀后放入沙藏坑。沙藏坑选择背风向阳干燥处,深 50~60 cm、宽度 1 m 为宜,长度视种子多少而定,下层湿沙铺底,厚度 15~20 cm,中层种子与湿沙混匀后平铺,厚度为 15~20 cm,上层覆盖湿沙,厚度为 20 cm,每隔 100 cm 立少许秸秆通风换气,所用湿沙保持湿润即手握成团、一触即散的状态,沙藏至翌年春季,播前取出后置于 20 ℃左右温棚催芽,待种子约 1/3 露白时即可播种。

3.1.3 苗圃地选择

接骨木耐干旱、耐瘠薄,适应性强,但作为苗圃地,宜选择背风向阳、地势平坦、排水灌溉条件好的地块,以土壤有机质含量高的壤土或沙壤土为宜,pH5.6~8.5。

3.1.4 整地做床

育苗前应整地,包括翻耕、耙地、平整,翻耕深度 25 cm 以上,深耕细整,清除草根、石块,地平土碎。结合翻耕每亩❶施入腐熟有机肥 2 000~2 500 kg、复合肥 30~50 kg,同时进行土壤消毒处理,每亩施入硫酸亚铁 30 kg,耙平做床。

南方多雨地区宜采用高床,高度 20~30 cm,北方宜平床或低床,床宽 1~1.2 m,浇足底水,做好播种准备。其他措施参照《育苗技术规程》(GB/T 6001)执行。

---

❶ 1 亩 = 1/15 hm²。

3.1.5　播种

3.1.5.1　播种时间

播种时间南方和北方略有不同,秋播时间为 9 月至 11 月中旬;春播时间为 3 月中下旬至 4 月中旬,东北地区可达到 5 月上旬。

3.1.5.2　播种量

播种量为 2~3 kg/亩。

3.1.5.3　播种方法

播前 7~10 d,苗圃地灌透水。撒播或条播,撒播时把种子直接均匀播在床面上,覆细土 1~2 cm;条播时行距 15~20 cm,播种深度 1~2 cm。

3.1.5.4　播后管理

播种后覆盖草帘并及时喷水,经常保持床面土壤湿润。出苗率约50%时,及时去掉草帘。

3.1.6　田间管理

3.1.6.1　间苗定苗

接骨木生长迅速,及时间苗是培育壮苗的保证。一般在苗高 10~15 cm 时进行间苗,拔除过密苗及病弱苗,保持株距 10~15 cm。

3.1.6.2　灌溉

苗木生长期视土壤墒情及时浇水,苗高 10 cm 前宜采取喷灌浇水方式。雨季注意排水防涝。8 月中旬以后减少浇水次数,促进木质化。灌溉水按《农田灌溉水质标准》(GB 5084)执行。

3.1.6.3　施肥

接骨木组织含水量高,生长快,应加强水肥管理。全年一般追肥 4次,多采用撒施。前三次主要追施氮肥促进枝条生长,施肥量可逐渐增加,5 月上中旬,追施尿素 5~8 kg/亩;6 月上中旬、7 月上中旬分别追施尿素 10~15 kg/亩;最后一次在 8 月上中旬,追施磷钾复合肥 10~15 kg/亩,使枝条充实,安全越冬。施肥后及时浇水。

3.1.6.4　中耕除草

在苗木生长期间,除草要坚持"除早、除小、除了"的原则,随时清除杂草,并且松土。接骨木生长前期苗木细弱,应及时除去杂草,后期接骨木生长较快,封行早,杂草较少。

3.2　接骨木嫩枝扦插技术研究

3.2.1　材料与方法

3.2.1.1　试验材料

2011年6月从郑州新郑市郭店镇3年生接骨木上分别剪取'金叶'接骨木、'花叶'接骨木、'金羽'接骨木、'紫云'接骨木以及普通接骨木当年生壮实饱满的枝条去掉梢,将中间枝条修剪成10~12 cm长的小段,插穗上端平剪,距腋芽1 cm左右,保留一对剪留一半的叶片,下端剪成马蹄形,处理后扦插。

3.2.1.2　研究方法

1.试验设计

2因素4水平试验,因素和水平见表3-1,16个处理随机排列,每个处理50根插穗,3次重复,管理措施一致。

表3-1　嫩枝扦插试验因素和水平

水平	因素	
	GGR6药剂浓度/(mg/L)	基质类型
1	50	蛭石
2	100	珍珠岩
3	200	草炭
4	C_k	混合基质

注:混合基质体积比为珍珠岩:蛭石=1:1。

2.扦插与插后管理

用多菌灵药液对基质进行消毒,消毒液浸透基质后,装进营养钵,用清水喷透待用。将制备好的插穗 50 根捆成一捆,用 0.5%高锰酸钾溶液浸泡 2 min 消毒后洗净,浸入 GGR 生根粉溶液中浸泡 2 h。将处理好的插穗插入基质中,深度为插穗的 2/5,后喷水浇透。扦插初期为保证插穗水分平衡,多喷水;插穗愈伤组织形成后,开始生根时适当减少喷水时间。扦插后每隔 15 d 左右喷洒一次多菌灵消毒液。

3.2.1.3 调查与统计分析方法

扦插后调查发芽与生根情况,70 d 后,对各处理的插穗逐一调查。调查的内容主要包括:生根插穗数,每个插穗生根的数量、长度、部位等。根据调查的数据,统计生根率、根系数量、根系长度,并进行分析评价。

统计分析前,对生根率进行 arcsin $X1/2$ 反正弦转换,对根系数量和根长进行$(X+1)1/2$ 转换(X 代表相应的指标)。基于方差分析和多重比较(Tukey 法),分析各因素对生根率、根系数量、根长的影响,确定各因素顺序和最佳处理水平,为育苗生产实践提供指导。

3.2.2 结果与分析

3.2.2.1 生根过程与生根类型

'金叶'接骨木、'花叶'接骨木及普通接骨木,扦插后第 3 天腋芽开始萌动,第 7 天开始形成愈伤组织,第 10 天萌芽率达到 82%左右,第 15 天腋芽全部萌动形成幼叶,此时形成愈伤组织的插穗数达到 85%。第 15~25 天是插穗生根的高峰期。首先是愈伤组织生根,插穗基部皮孔有突起,随后一些愈伤组织生根插穗,皮孔也开始生根。'金羽'接骨木、'紫云'接骨木至第 5 天腋芽开始萌动,愈伤组织形成稍晚,第 11 天开始有愈伤组织形成,萌芽率在第 15 天达到 71%左右。第 25 天发现有少量生根,且均为皮部生根,至第 32 天生根量开始增大,愈伤组织生根极少。

在表 3-2 中,因'金羽'接骨木、'紫云'接骨木、普通接骨木三种生根类型以皮部生根为主,愈伤组织生根只有极少量,因此未在此表中分析。对于'金叶'接骨木、'花叶'接骨木,只有极少数有愈伤组织生根的插穗,其余均为皮部生根或者兼有皮部生根与愈伤组织生根的类型,因此只对皮部生根与兼有生根类型进行了对比分析。从表3-2中可以看出,'金叶'接骨木的生根类型中皮部生根总体平均值0.38,兼有生根类型为0.62,以兼有生根类型为主;'花叶'接骨木生根的插穗中,则以皮部生根为主,兼有皮部生根与愈伤组织生根类型的插穗较少,平均仅为0.13。

表3-2 '金叶'接骨木、'花叶'接骨木嫩枝扦插生根类型统计

处理号	浓度/ (mg/L)	基质类型	'金叶' 皮部	'金叶' 兼有	'花叶' 皮部	'花叶' 兼有
1	50	蛭石	0.30	0.70	0.93	0.07
2	50	珍珠岩	0.35	0.65	0.94	0.06
3	50	草炭	0.30	0.70	0.96	0.04
4	50	混合基质	0.31	0.69	0.96	0.04
5	100	蛭石	0.33	0.67	0.91	0.10
6	100	珍珠岩	0.38	0.63	0.89	0.11
7	100	草炭	0.40	0.60	0.89	0.11
8	100	混合基质	0.32	0.68	0.85	0.15
9	200	蛭石	0.40	0.60	0.83	0.17
10	200	珍珠岩	0.36	0.64	0.80	0.20
11	200	草炭	0.36	0.64	0.76	0.24
12	200	混合基质	0.37	0.63	0.83	0.17
13	C_k	蛭石	0.48	0.52	0.81	0.19
14	C_k	珍珠岩	0.47	0.53	0.83	0.17
15	C_k	草炭	0.47	0.53	0.86	0.14
16	C_k	混合基质	0.46	0.54	0.85	0.15
均值			0.38	0.62	0.87	0.13
N			48	48	48	48
标准差			0.079	0.079	0.073	0.073
方差			0.006	0.006	0.005	0.005

注:"'金叶'皮部"指'金叶'接骨木嫩枝扦插皮部生根百分数;"'金叶'兼有"指'金叶'接骨木嫩枝扦插生根类型兼有皮部生根与愈伤组织生根;"'花叶'皮部""'花叶'兼有"同上。

从表 3-3 的结果中看出，仅药剂浓度对生根类型有影响，从表 3-4 的多重比较表中看出，对于'金叶'接骨木，药剂浓度的变化对皮部生根和兼有生根类型的影响均无显著差异。对于'花叶'接骨木，药剂浓度的变化对皮部生根与兼有生根接穗类型的影响有显著差异，两种生根类型的变化影响相反。

表 3-3　不同药剂浓度及基质类型对接骨木嫩枝扦插生根类型方差分析

变异来源	因变量	平方和	df	均方	F 值	Sig.
浓度	'金叶'皮部	0.163	3	0.054	13.128	0
	'金叶'兼有	0.161	3	0.054	13.026	0
	'花叶'皮部	0.342	3	0.114	17.099	0
	'花叶'兼有	0.341	3	0.114	17.076	0
基质	'金叶'皮部	0.005	3	0.002	0.413	0.745
	'金叶'兼有	0.005	3	0.002	0.387	0.763
	'花叶'皮部	0.001	3	0	0.054	0.983
	'花叶'兼有	0.001	3	0	0.055	0.983
浓度+ 基质	'金叶'皮部	0.020	9	0.002	0.532	0.840
	'金叶'兼有	0.020	9	0.002	0.532	0.840
	'花叶'皮部	0.044	9	0.005	0.739	0.670
	'花叶'兼有	0.043	9	0.005	0.720	0.687
误差	'金叶'皮部	0.132	32	0.004		
	'金叶'兼有	0.132	32	0.004		
	'花叶'皮部	0.213	32	0.007		
	'花叶'兼有	0.213	32	0.007		
总变异	'金叶'皮部	0.320	47			
	'金叶'兼有	0.318	47			
	'花叶'皮部	0.601	47			
	'花叶'兼有	0.598	47			

表 3-4　药剂浓度对不同接骨木嫩枝扦插生根类型的影响多重比较

GGR 浓度/(mg/L)	'金叶'皮部	'金叶'兼有	'花叶'皮部	'花叶'兼有
50	Bb	Aa	Aa	Cb
100	Bb	Aa	Bab	Ba
200	Bb	Aa	Cb	Aa
C_k	Aa	Bb	BCb	ABa
F	13. 128 **	13. 026 **	17. 099 **	17. 076 **

注:大写字母表示在 0.01 水平上差异显著,小写字母表示在 0.05 水平上差异显著, * * 表示差异极显著, *表示差异显著,下同。

3.2.2.2　不同处理对嫩枝扦插插穗生根率的影响

从表 3-5 中的数据看出,'金叶'接骨木嫩枝扦插成活率最高,平均达到 85%,最高为 93%,'花叶'接骨木、'紫云'接骨木、普通接骨木平均生根率在 70%以上,最高达 85%以上,而'金羽'接骨木的平均生根率仅为 60%,最高达 73%。'金叶'接骨木成活率最高,长势也最旺盛,其扦插生根类型中以兼有生根类型为主;而其他几种接骨木兼有生根类型的接穗较少或者极少,成活率也稍低。

表 3-5　接骨木嫩枝扦插生根率调查

序号	浓度/(mg/L)	基质类型	接骨木不同品种平均生根率/%				
			'金叶'	'花叶'	'金羽'	'紫云'	普通
1	50	蛭石	81	84	56	78	62
2	50	珍珠岩	87	85	62	82	80
3	50	草炭	77	81	52	71	70
4	50	混合基质	88	91	63	81	81
5	100	蛭石	86	78	61	88	67
6	100	珍珠岩	93	71	73	85	80
7	100	草炭	81	69	61	80	74

续表 3-5

序号	浓度/ (mg/L)	基质类型	接骨木不同品种平均生根率/%				
			'金叶'	'花叶'	'金羽'	'紫云'	普通
8	100	混合基质	90	74	71	90	81
9	200	蛭石	83	66	57	69	72
10	200	珍珠岩	88	72	63	65	84
11	200	草炭	86	63	56	61	77
12	200	混合基质	90	71	65	69	89
13	C_k	蛭石	77	71	52	65	52
14	C_k	珍珠岩	83	75	58	65	76
15	C_k	草炭	77	66	52	61	65
16	C_k	混合基质	87	74	62	69	70
N			48	48	48	48	48
均值			85	74	60	74	74
标准差			0.059 6	0.082 2	0.085 0	0.105 7	0.106 2

通过对不同药剂浓度及基质类型对接骨木嫩枝扦插生根率方差分析,由表3-6可知,浓度、基质对不同种类的接骨木生根率的影响均有显著差异,浓度与药剂交互作用对生根率影响效果不显著,因此把浓度、基质对接骨木生根率的影响进行了多重比较。从表3-7看出,对于'金叶'接骨木,药剂浓度升高有利于扦插成活率的提高,而药剂浓度100~200 mg/L对成活率的影响没有显著差异。'花叶'接骨木在药剂浓度为50 mg/L时生根率最高,随着浓度进一步升高,生根率呈下降趋势。'金羽'接骨木、普通接骨木成活率随着药剂浓度的提高呈上升趋势;'紫云'接骨木以浓度100 mg/L时生根率最高,随着浓度进一步升高,生根率呈下降趋势,与'花叶'接骨木有较大的相似性,最适宜的药剂浓度有一定差异。

表 3-6　不同药剂浓度及基质类型对接骨木嫩枝扦插生根率方差分析

变异来源	因变量	平方和	df	均方	F 值	Sig.
浓度	'金叶'接骨木	0.060	3	0.020	4.736	0.008
	'花叶'接骨木	0.310	3	0.103	48.475	0
	'金羽'接骨木	0.078	3	0.026	4.654	0.008
	'紫云'接骨木	0.510	3	0.170	44.023	0
	普通接骨木	0.189	3	0.063	11.182	0
基质	'金叶'接骨木	0.129	3	0.043	10.222	0
	'花叶'接骨木	0.058	3	0.019	9.006	0
	'金羽'接骨木	0.099	3	0.033	5.909	0.003
	'紫云'接骨木	0.081	3	0.027	6.960	0.001
	普通接骨木	0.311	3	0.104	18.352	0
浓度+基质	'金叶'接骨木	0.028	9	0.003	0.741	0.669
	'花叶'接骨木	0.037	9	0.004	1.906	0.087
	'金羽'接骨木	0.008	9	0.001	0.155	0.997
	'紫云'接骨木	0.015	9	0.002	0.439	0.904
	普通接骨木	0.023	9	0.003	0.457	0.892
误差	'金叶'接骨木	0.135	32	0.004		
	'花叶'接骨木	0.068	32	0.002		
	'金羽'接骨木	0.179	32	0.006		
	'紫云'接骨木	0.124	32	0.004		
	普通接骨木	0.181	32	0.006		
总变异	'金叶'接骨木	0.352	47			
	'花叶'接骨木	0.473	47			
	'金羽'接骨木	0.363	47			
	'紫云'接骨木	0.730	47			
	普通接骨木	0.704	47			

表 3-7　药剂浓度对不同接骨木嫩枝扦插成活率影响的多重比较

GGR 浓度/（mg/L）	'金叶'	'花叶'	'金羽'	'紫云'	普通
50	AB	Aa	Bab	Bb	BCab
100	A	Bb	Aa	Aa	ABa

续表 3-7

GGR 浓度/(mg/L)	'金叶'	'花叶'	'金羽'	'紫云'	普通
200	A	Cb	ABab	Cc	Aa
C_k	B	BCb	Bb	Cc	Cb
F	4.736*	48.475**	4.654**	44.023**	11.182**

从表 3-8 的结果看出,混合基质与珍珠岩对几种接骨木的生根率效果最好,草炭作为几种接骨木的基质是最差的,草炭的透气性较差应该是不适宜的主要原因。

表 3-8　基质类型对不同接骨木嫩枝扦插成活率影响的多重比较

基质类型	'金叶'	'花叶'	'金羽'	'紫云'	普通
蛭石	Bbc	Aab	BCab	Aab	Bc
珍珠岩	Aab	Aa	ABab	Aab	Aab
草炭	Bc	Bb	Cb	Bb	Cbc
混合基质	Aa	Aa	Aa	Aa	Aa
F	10.222**	9.006**	5.909**	6.960**	18.352**

3.2.2.3　不同处理对嫩枝插穗生根数量的影响

由表 3-9 看出,几种接骨木的平均生根数量差异较为明显,这与几种接骨木的成活率趋势较为一致。'金叶'接骨木平均生根数量最高,为 10.69 条,从高到低依次为'金叶'接骨木>普通接骨木>'花叶'接骨木>'紫云'接骨木>'金羽'接骨木,'金羽'接骨木平均生根数最少,仅为 4.17 条。

表 3-9　接骨木嫩枝扦插生根数量调查

序号	浓度/ (mg/L)	基质	接骨木不同品种平均根数/条				
			'金叶'	'花叶'	'金羽'	'紫云'	普通
1	50	蛭石	10.85	9.39	4.13	5.89	9.56
2	50	珍珠岩	11.54	10.21	4.49	6.17	10.73
3	50	草炭	4.98	4.90	2.10	3.52	3.63

续表 3-9

序号	浓度/（mg/L）	基质	接骨木不同品种平均根数/条				
			'金叶'	'花叶'	'金羽'	'紫云'	普通
4	50	混合基质	13.14	11.10	4.89	6.62	11.51
5	100	蛭石	14.00	11.84	5.22	6.99	12.89
6	100	珍珠岩	9.63	11.38	5.02	6.75	12.00
7	100	草炭	8.14	7.14	3.10	4.63	6.67
8	100	混合基质	16.24	13.49	5.97	7.81	15.06
9	200	蛭石	9.97	8.90	3.90	5.51	8.80
10	200	珍珠岩	9.69	8.61	3.77	5.37	8.62
11	200	草炭	6.63	6.35	2.75	4.24	5.43
12	200	混合基质	10.95	9.41	4.13	5.77	9.57
13	C_k	蛭石	11.70	10.05	4.41	6.09	10.52
14	C_k	珍珠岩	13.21	11.25	4.96	6.69	11.83
15	C_k	草炭	7.57	7.10	3.09	4.61	6.23
16	C_k	混合基质	12.86	10.86	4.78	6.50	11.46
均值			10.69	9.50	4.17	5.82	9.66
N			48	48	48	48	48
标准差			3.395 1	2.415 1	1.082 8	1.252 6	3.101 4

表 3-10 ~ 表 3-12 分析了不同药剂浓度及基质类型对几种接骨木生根数量的影响。可以看出,浓度与基质的交互作用对生根数量影响差异不显著。药剂浓度对几种接骨木生根数量影响差异显著,但从对照到药剂浓度逐渐增加,几种接骨木生根数量并未显示出规律变化,可能由于接骨木扦插生根较为容易(即使清水对照也有较高生根率和生根数量),除药剂浓度之外的其他非实验因素稍有误差,容易造成对结果的影响。总体上以 100 mg/L 处理对生根数量影响最好。基质类型对几种接骨木生根数量的影响较为一致,混合基质、珍珠岩、蛭石对几种接骨木生根数量影响无显著差异,显著好于草炭对几种接骨木嫩枝扦插生根数量的影响。

表 3-10 不同药剂浓度及基质类型对接骨木嫩枝扦插生根数量方差分析

源	因变量	平方和	df	均方	F	Sig.
浓度	'金叶'接骨木	52.253	3	17.418	3.578	0.024
	'花叶'接骨木	47.980	3	15.993	11.725	0
	'金羽'接骨木	9.682	3	3.227	12.252	0
	'紫云'接骨木	11.781	3	3.927	7.801	0
	普通接骨木	86.047	3	28.682	19.668	0
基质	'金叶'接骨木	272.338	3	90.779	18.651	0
	'花叶'接骨木	165.281	3	55.094	40.389	0
	'金羽'接骨木	33.505	3	11.168	42.401	0
	'紫叶'接骨木	41.535	3	13.845	27.505	0
	普通接骨木	291.673	3	97.224	66.669	0
浓度+基质	'金叶'接骨木	61.394	9	6.822	1.401	0.229
	'花叶'接骨木	17.229	9	1.914	1.403	0.228
	'金羽'接骨木	3.488	9	0.388	1.471	0.201
	'紫叶'接骨木	4.319	9	0.480	0.953	0.495
	普通接骨木	27.696	9	3.077	2.110	0.058
误差	'金叶'接骨木	155.755	32	4.867		
	'花叶'接骨木	43.650	32	1.364		
	'金羽'接骨木	8.429	32	0.263		
	'紫叶'接骨木	16.108	32	0.503		
	普通接骨木	46.666	32	1.458		

表 3-11 药剂浓度对不同接骨木嫩枝扦插生根数量的影响多重比较

GGR 浓度/(mg/L)	'金叶'	'花叶'	'金羽'	'紫云'	普通
50	AB	BCb	BCb	Bb	BCbc
100	A	Aa	Aa	Aa	Aa
200	B	Cb	Cb	Cb	Cc
C_k	AB	ABab	ABab	ABab	Bab
F	3.578*	11.725**	12.252**	7.801**	19.668**

表 3-12　基质类型对不同接骨木嫩枝扦插生根数量的影响多重比较

基质类型	'金叶'	'花叶'	'金羽'	'紫云'	普通
蛭石	Aa	Aa	Aa	Aa	Aa
珍珠岩	Aa	Aa	Aa	Aa	Aa
草炭	Bb	Bb	Bb	Bb	Bb
混合基质	Aa	Aa	Aa	Aa	Aa
F	18.651**	40.389**	42.401**	27.505**	66.669**

3.2.2.4　不同处理对嫩枝插穗根系长度的影响

表 3-13、表 3-14 对不同处理的接骨木嫩枝扦插根系长度进行了对比分析，几种接骨木的根系平均长度由大到小依次为'金叶'接骨木>'花叶'接骨木>普通接骨木>'紫云'接骨木>'金羽'接骨木。

表 3-13　接骨木嫩枝扦插根长度

序号	浓度/ (mg/L)	基质类型	接骨木不同品种平均根长/cm				
			'金叶'	'花叶'	'金羽'	'紫云'	普通
1	50	蛭石	8.59	8.16	2.68	5.19	7.43
2	50	珍珠岩	9.41	8.98	3.24	5.86	7.95
3	50	草炭	6.94	6.48	2.38	3.89	6.01
4	50	混合基质	10.71	10.01	3.46	6.44	8.41
5	100	蛭石	8.99	8.36	2.78	5.20	7.31
6	100	珍珠岩	8.91	8.51	3.32	5.55	7.55
7	100	草炭	6.78	6.16	2.29	3.51	5.51
8	100	混合基质	10.65	10.05	3.23	6.52	8.67
9	200	蛭石	4.32	3.95	1.80	2.01	4.09
10	200	珍珠岩	4.82	4.32	1.92	2.19	4.18
11	200	草炭	3.51	3.12	1.35	1.32	3.46
12	200	混合基质	5.54	4.94	2.02	2.59	4.56
13	C_k	蛭石	8.11	7.57	2.81	4.67	6.69
14	C_k	珍珠岩	7.94	7.20	2.68	4.23	6.12

续表 3-13

序号	浓度/ （mg/L）	基质类型	接骨木不同品种平均根长/cm				
			'金叶'	'花叶'	'金羽'	'紫云'	普通
15	C_k	草炭	7.58	7.09	2.71	4.35	6.38
16	C_k	混合基质	9.72	9.09	3.10	5.78	7.84
均值			7.66	7.12	2.61	4.33	6.39
N			48	48	48	48	48
标准差			2.435 5	2.447 2	0.894 8	1.892 1	2.079 1

表 3-14　不同药剂浓度及基质类型对接骨木嫩枝扦插生根长度方差分析

源	因变量	平方和	df	均方	F	Sig.
浓度	'金叶'接骨木	5.260	3	1.753	30.114	0
	'花叶'接骨木	5.422	3	1.807	24.309	0
	'金羽'接骨木	0.883	3	0.294	6.562	0.001
	'紫云'接骨木	5.243	3	1.748	18.703	0
	普通接骨木	3.347	3	1.116	13.293	0
基质	'金叶'接骨木	1.497	3	0.499	8.571	0
	'花叶'接骨木	1.451	3	0.484	6.507	0.001
	'金羽'接骨木	0.286	3	0.095	2.126	0.116
	'紫云'接骨木	1.209	3	0.403	4.312	0.012
	普通接骨木	0.795	3	0.265	3.158	0.038
浓度+基质	'金叶'接骨木	0.169	9	0.019	0.323	0.961
	'花叶'接骨木	0.218	9	0.024	0.325	0.960
	'金羽'接骨木	0.081	9	0.009	0.201	0.992
	'紫云'接骨木	0.268	9	0.030	0.319	0.963
	普通接骨木	0.209	9	0.023	0.277	0.977
误差	'金叶'接骨木	1.863	32	0.058		
	'花叶'接骨木	2.379	32	0.074		
	'金羽'接骨木	1.435	32	0.045		
	'紫叶'接骨木	2.990	32	0.093		
	普通接骨木	2.686	32	0.084		

从表3-15、表3-16看出,药剂浓度对几种接骨木的影响较为一致,50 mg/L、100 mg/L与清水对照的处理对几种接骨木根系长度的影响差异不显著,但200 mg/L处理对几种接骨木根系长度有降低趋势。除'金羽'接骨木外,基质中草炭的效果最不理想,混合基质、蛭石、珍珠岩在0.05水平上对几种接骨木根系长度的影响差异不显著。

表 3-15　　药剂浓度对不同接骨木嫩枝扦插根系长度的影响多重比较

GGR浓度/(mg/L)	'金叶'	'花叶'	'金羽'	'紫云'	普通
50	Aa	Aa	Aa	Aa	Aa
100	Aa	Aa	Aa	Aa	Aa
200	Bb	Bb	Bb	Bb	Bb
C_k	Aa	Aa	Aa	Aa	Aa
F	30.114**	24.309**	6.562**	18.703**	13.293**

表 3-16　　基质类型对不同接骨木嫩枝扦插根系长度的影响多重比较

基质类型	'金叶'	'花叶'	'金羽'	'紫云'	普通
蛭石	Bcab	Abab	—	Abab	Abab
珍珠岩	Abab	Abab	—	Abab	Abab
草炭	Cc	Bb	—	Bb	Bb
混合基质	Aa	Aa	—	Aa	Aa
F	8.571**	6.507**	2.126	4.312**	3.158**

3.2.3　小结

(1)对于这几种接骨木进行嫩枝扦插育苗是可行的。在试验处理中,'金叶'接骨木、'花叶'接骨木、'紫云'接骨木、普通接骨木的成活率较高,而相对难生根的'金羽'接骨木生根率最高也可达73%以上,均可以满足生产的需要。

(2)通过扦插试验结果,针对不同的接骨木品种,采用不同的处理方式,可以保证其嫩枝扦插有较高的成活率。

(3)几种接骨木的生根情况不甚一致,几种接骨木均可以在后期于插穗皮部生根,且'金叶'接骨木的愈伤组织生根能力较强;'花叶'接骨木有一定的愈伤组织生根能力,但明显低于'金叶'接骨木;普通接骨木、'紫云'接骨木、'金羽'接骨木愈伤组织生根能力较弱。

(4)综合考虑生根率、根系数量和根系长度三个指标,嫩枝扦插中,以 100 mg/L GGR 浸泡 2 h,混合基质为最佳。草炭是几种基质中最差的,透气性差应该是主要原因。

3.3　接骨木硬枝扦插技术研究

3.3.1　材料与方法

3.3.1.1　**试验材料**

2010 年 12 月至 2011 年 3 月从郑州新郑市郭店镇采集'金叶'接骨木、'花叶'接骨木、'金羽'接骨木、'紫云'接骨木,以及普通接骨木一年生壮实饱满的硬枝沙藏,待扦插前取出处理后进行扦插,其中 3 月为随采随插。

3.3.1.2　**研究方法**

1.试验设计

试验 1:不同时期采集的接穗(见表 3-17),进行大田扦插,每个处理 50 根插穗,3 次重复,管理措施一致。

表 3-17　试验 1 硬枝扦插试验因素和水平

接穗采集时期	接骨木品种
12 月	'金叶'接骨木
1 月	'花叶'接骨木
2 月	'金羽'接骨木
3 月	'紫云'接骨木
	普通接骨木

试验2(见表3-18):3月随采随插,每个处理50根插穗,3次重复,管理措施一致。

表3-18　试验2硬枝扦插试验因素和水平

GGR6 药剂浓度/（mg/L）	接骨木品种
50	'金叶'接骨木
100	'花叶'接骨木
200	'金羽'接骨木
C_k	'紫云'接骨木
	普通接骨木

2.插床准备与插穗制备

试验1:扦插前用多菌灵药液对做好的苗床进行土壤消毒。剪取的一年生硬枝,去掉梢部,剪成12~15 cm长的小段,插穗上端平切,距腋芽1 cm左右;下端剪成马蹄形。制备好的插穗50根捆成一捆,用0.5%高锰酸钾溶液浸泡2 min消毒后洗净,用清水浸泡2 h。

试验2:用多菌灵药液对基质进行消毒,消毒液浸透基质后,装进营养钵,用清水喷透待用。剪取的一年生硬枝,将枝条修剪成12~15 cm的小段,插穗上端平切,距腋芽1 cm左右;下端剪成马蹄形。制备好的插穗50根捆成一捆,用0.5%高锰酸钾溶液浸泡2 min消毒后洗净,浸入GGR生根剂6号生根粉溶液中,浓度分别为50 mg/L、100 mg/L、200 mg/L,清水对照,时间为2 h。

3.扦插方法与插后管理

试验1中将插穗扦插进苗床后随即灌透水;试验2中将处理好的插穗插入基质(基质为珍珠岩:蛭石体积比1:1)中,深度为插穗的4/5,插后喷雾120 min,使基质与插条密切接触。扦插后每隔15 d左右喷洒一次多菌灵消毒液,防止插穗发霉,及时清除腐烂的插穗。

4.调查与统计分析方法

对于试验1,扦插70 d后统计生根率,并进行分析评价。对于试验

2,扦插后调查发芽与生根情况,70 d 后,对各处理的插穗逐一调查。调查的内容主要包括:生根插穗数,每个插穗生根的部位等。根据调查的数据,统计生根率,并进行分析评价。

统计分析前,对生根率进行 arcsin X1/2 反正弦转换,基于方差分析和多重比较(Tukey 法),分析各因素的影响,确定各因素顺序和最佳处理水平,为育苗生产实践提供指导。

3.3.2　结果与分析

3.3.2.1　生根过程

'金叶'接骨木、'花叶'接骨木及普通接骨木扦插后第 10 天腋芽开始萌动,第 12 天开始形成愈伤组织,第 17 天萌芽率达到80%左右;随着气温升高,第 20 天腋芽形成幼叶;第 25~30 天是插穗生根的高峰期。'金叶'接骨木绝大多数均为愈伤组织生根与皮部生根兼有类型,极少仅为皮部生根类型;'花叶'接骨木多为皮部生根,少量兼有生根类型;普通接骨木多为皮部生根类型。'金羽'接骨木、'紫云'接骨木至第 15 天腋芽开始萌动,并开始有愈伤组织形成,萌芽率在第 20 天达到71%左右。第 28 天发现有少量生根,至第 42 天生根量开始增加。'金羽'接骨木、'紫云'接骨木生根类型以皮部生根类型为主。

3.3.2.2　不同月份沙藏接骨木对成活率的影响

从大田扦插的成活率(见表 3-19)来看,几种接骨木的平均成活率在 55%~92%,其中以'金叶'接骨木与普通接骨木最高;其次为'花叶'接骨木,平均成活率82%;再次是'紫云'接骨木,平均成活率68%;'金羽'接骨木最低,平均成活率55%。对于不同月份沙藏的接骨木,'金叶'接骨木成活率均较高,3 月平均成活率也达 87%;'花叶'接骨木成活率最高月份为 12 月沙藏,最低月份为 3 月;'金羽'接骨木 12 月沙藏条成活率达到 73%,是几个月份中最高的,3 月平均成活率仅为42%;'紫云'接骨木 12 月扦插条的平均成活率也达到 93%,但 3 月平均成活率仅为41%;普通接骨木几个月的成活率均较高,最低 3 月也达 83%。

表 3-19　不同月份沙藏接骨木枝条大田硬枝扦插成活率　　　%

月份	'金叶'	'花叶'	'金羽'	'紫云'	普通
12	97	96	73	93	97
1	93	83	59	76	95
2	92	93	48	63	91
3	87	54	42	41	83
均值	92	82	55	68	92
N	12	12	12	12	12
标准差	0.039 5	0.175 4	0.124 9	0.199 6	0.059 2

从表 3-20 看出,几种接骨木不同沙藏时间对于扦插成活率的影响差异极显著,因此对不同沙藏月份的接骨木进行了多重比较。

表 3-20　不同月份沙藏接骨木枝条大田硬枝扦插成活率方差分析

品种	变异来源	平方和	df	均方	F	显著性
'金叶'	组间	0.049	3	0.016	10.188 * *	0.004
	组内	0.013	8	0.002		
	总数	0.062	11			
'花叶'	组间	0.544	3	0.181	91.410 * *	0
	组内	0.016	8	0.002		
	总数	0.560	11			
'金羽'	组间	0.173	3	0.058	50.678 * *	0
	组内	0.009	8	0.001		
	总数	0.182	11			
'紫云'	组间	0.589	3	0.196	154.331 * *	0
	组内	0.010	8	0.001		
	总数	0.599	11			
普通	组间	0.117	3	0.039	39.219 * *	0
	组内	0.008	8	0.001		
	总数	0.124	11			

由表 3-21 可知,'金叶'接骨木 12 月沙藏枝条与 3 月差异极显著,其他月份间差异不显著,说明经过 1~3 个月左右的沙藏,成活率较未

沙藏的枝条有较大的提高；'花叶'接骨木 3 月与其他月份差异也极显著；'金羽'接骨木与'紫云'接骨木均以 12 月沙藏枝条成活率最高，其次为 1 月、2 月，3 月枝条成活率偏低；普通接骨木 12 月与 1 月间差异不显著，好于 2 月、3 月。

表 3-21　不同月份沙藏接骨木枝条大田硬枝扦插成活率多重比较

沙藏月份	'金叶'	'花叶'	'金羽'	'紫云'	普通
12	Aa	Aa	Aa	Aa	Aa
1	ABab	Bb	Bb	Bb	ABab
2	ABab	ABab	Cbc	Cc	BCb
3	Bb	Cc	Cc	Dd	Cb
F	10.188**	91.410**	50.678**	154.331**	39.219**

3.3.2.3　不同药剂浓度处理对接骨木硬枝扦插生根率的影响

根据表 3-22，对不同药剂浓度处理的 3 月接骨木硬枝扦插，几种接骨木生根率不太一致，'金叶'接骨木、普通接骨木在几种药剂浓度的处理下及对照生根率均较高；'花叶'接骨木对照较高，随着药剂浓度提高，生根率反而降低；'金羽'接骨木、'紫云'接骨木均以药剂浓度 100 mg/L 处理扦插生根率最高。

表 3-22　不同药剂浓度处理接骨木硬枝扦插生根率调查

序号	浓度/(mg/L)	接骨木平均生根率/%				
		'金叶'	'花叶'	'金羽'	'紫云'	普通
1	C_k	95	95	55	67	92
2	50	96	79	51	67	91
3	100	95	71	70	83	93
4	200	96	60	57	71	95
	均值	96	77	58	72	93
	极小值	94	58	48	64	90
	极大值	98	96	72	86	96
	标准差	0.014	0.135	0.077	0.075	0.025
	方差	0	0.018	0.006	0.006	0.001

表 3-23、表 3-24 是不同药剂浓度对几种接骨木硬枝扦插方差分析与多重比较,结果显示,药剂浓度对'金叶'接骨木、普通接骨木成活率的影响没有显著差异;'花叶'接骨木以 C_k 的效果最好,浓度增加生根率降低;'紫云'接骨木与'金羽'接骨木较为一致,以 100 mg/L 药剂处理效果最好,与其他处理差异极显著。

表 3-23　不同药剂浓度对接骨木硬枝扦插生根率方差分析

品种		平方和	df	均方	F	显著性
'金叶'	组间	0.001	3	0	0.224	0.877
	组内	0.014	8	0.002		
	总数	0.015	11			
'花叶'	组间	0.355	3	0.118	318.154	0
	组内	0.003	8	0		
	总数	0.358	11			
'金羽'	组间	0.066	3	0.022	42.157	0
	组内	0.004	8	0.001		
	总数	0.070	11			
'紫云'	组间	0.075	3	0.025	18.697	0.001
	组内	0.011	8	0.001		
	总数	0.086	11			
普通	组间	0.011	3	0.004	1.943	0.201
	组内	0.016	8	0.002		
	总数	0.027	11			

表 3-24　药剂浓度对不同接骨木硬枝扦插生根率的影响多重比较

GGR 浓度/(mg/L)	'金叶'	'花叶'	'金羽'	'紫云'	普通
C_k	—	Aa	BCb	Bb	—
50	—	Bb	Cb	Bb	—
100	—	Cc	Aa	Aa	—
200	—	Dd	Bb	Bb	—
F	0.224	318.154**	42.157**	18.697**	1.943

3.3.3　小结

（1）'金叶'接骨木、普通接骨木不同月份沙藏枝条扦插成活率均较高,可满足大田生产需求;'花叶'接骨木3月随采随插成活率较低,12月至翌年2月沙藏后再扦插较为适宜。

（2）'金羽'接骨木与'紫云'接骨木硬枝扦插成活率不同月份差别较大,沙藏时间增加有利于这两种接骨木成活率的提高。

（3）药剂的处理对'金叶'接骨木、普通接骨木3月随采随插的硬枝扦插生根率影响差异不显著;'花叶'接骨木在药剂的作用下,成活率有所降低;'金羽'接骨木与'紫云'接骨木以药剂浓度100 mg/L处理时成活率最高。

3.4　接骨木嫁接技术研究

3.4.1　材料与方法

3.4.1.1　**试验材料**

2011年在国有济源苗圃场选取2年生普通接骨木作为砧木,分别从'金叶''花叶''金羽''紫云'及普通接骨木的3年生植株上选取枝条或者接芽作为接穗。

3.4.1.2　**研究方法**

1.试验设计

采取完全随机区组试验设计,每个处理50株,重复3次。

2.试验方法

考察不同嫁接时期和不同嫁接方法对成活率的影响,具体嫁接时期与嫁接方法见表3-25。

3.4.2　结果与分析

通过对嫁接试验过程的调查与试验结果的分析可知,不同嫁接时期、不同嫁接方法,对接骨木成活率的影响较大。由于在6—7月,采取方块芽接和 T 形芽接均遇到一个问题,即芽片生长点不易剥离,嫁接虽能较好愈合,但不能萌发,成活率非常低,在 6 月方块芽接成活率最高仅为 10%,因此不再对这两种芽接方法进行分析。

表 3-25　不同嫁接时期与嫁接方法

嫁接时期	嫁接方法	嫁接株数
3 月上中旬	带木质部芽接	150
	劈接	150
	插皮接	150
6—7 月	带木质部芽接	150
	方块芽接	150
	T 形芽接	150
9 月	带木质部芽接	150
	劈接	150
	插皮接	150

3.4.2.1　接骨木带木质部芽接不同嫁接时期成活率比较

表 3-26 显示,对于这几种接骨木来说,3 月带木质部芽接成活率最高,均在 90% 以上;7 月嫁接成活率有所降低,但均可以达到 80% 以上;9 月嫁接成活率最低,除'花叶'接骨木 9 月成活率 64% 外,其余几种接骨木 9 月带木质部芽接平均成活率均在 70% 以上。

表 3-26　不同嫁接时期带木质部芽接成活率比较　　%

嫁接时期	'金叶'	'花叶'	'金羽'	'紫云'	普通
3 月	96	96	91	92	94
7 月	84	81	88	83	87
9 月	71	64	74	72	73
N	9	9	9	9	9
极小值	70	63	70	70	67
极大值	97	97	93	93	97
均值	83.7	80.3	84.4	82.6	84.8
标准差	0.109	0.137	0.082	0.090	0.100
方差	0.012	0.019	0.007	0.008	0.010

从表 3-27 看出,嫁接时期对这几种接骨木带木质部芽接成活率的影响差异显著。对于'金叶'接骨木、'花叶'接骨木,三个时期成活率的高低顺序为 3 月>7 月>9 月;对于其他 3 种接骨木,3 月与 9 月差异显著。

表 3-27 不同嫁接时期对带木质部芽接成活率的影响多重比较

嫁接时期	'金叶'	'花叶'	'金羽'	'紫云'	普通
3 月	Aa	Aa	Aa	Aa	Aa
7 月	Bb	Bb	Aa	Bab	Aab
9 月	Cc	Cc	Bb	Cb	Bb
F	68.609**	106.568**	24.099**	30.083**	18.792**

3.4.2.2 接骨木插皮接不同嫁接时期成活率比较

由表 3-28 可知,对于几种不同接骨木,其插皮接 3 月成活率均高于 9 月成活率。由方差分析可知,对于几种接骨木,3 月与 9 月差异显著。

表 3-28 不同嫁接时期插皮接成活率比较   %

嫁接时期	'金叶'	'花叶'	'金羽'	'紫云'	普通
3 月	87	90	82	85	85
9 月	59	53	51	53	59
N	6	6	6	6	6
极小值	57	50	50	50	53
极大值	90	93	87	90	90
均值	72.8	71.7	66.7	69.3	72.0
标准差	0.154	0.203	0.174	0.179	0.152
方差	0.024	0.041	0.030	0.032	0.023

3.4.2.3 不同嫁接时期劈接成活率比较

由表 3-29 可知,对于几种不同接骨木,其劈接 3 月成活率与 9 月成活率差异不大。由方差分析可知,对于几种不同接骨木,3 月与 9 月差异不显著。

表 3-29　　不同嫁接时期劈接成活率比较　　　　%

嫁接时期	'金叶'	'花叶'	'金羽'	'紫云'	普通
3 月	81	82	88	85	82
9 月	86	84	87	87	82
N	6	6	6	6	6
极小值	84	83	87	86	82
极大值	77	80	83	80	80
均值	90	87	93	93	83
标准差	0.052	0.022	0.039	0.049	0.015
方差	0.003	0	0.002	0.002	0

3.4.3　小结

(1)不同嫁接时期和嫁接方法 5 种接骨木间的成活率较为一致,表明相同条件下,不同品种接骨木间嫁接成活率没有差异。于夏季采用方块芽接及 T 形芽接,芽片生长点不易剥离,嫁接虽能较好愈合,但不能萌发,因此在 6—7 月不宜采用方块芽接及 T 形芽接。

(2)带木质部芽接以 3 月嫁接成活率最高,5 种接骨木均可达到90%以上;7 月带木质部芽接仍可有 80%以上的成活率;9 月成活率稍低,为 70%左右。

(3)插皮接以 3 月成活率高,可达 80%以上。

(4)劈接成活率在 3 月和 9 月均可达 80%以上。

3.5　大苗培育技术

接骨木应用广泛,可根据不同用途在苗圃地进行定向培育。土肥水管理参照 3.1.6。

3.5.1　独干苗

选择 1~2 年生苗木,密植催干,定植株行距为 0.5 m×1 m,勤除萌。一般干高 1~1.5 m 时进行定干,促进发枝,培养树冠。后期可根据需要适当间苗,继续培养大规格苗木。

3.5.2　丛状苗

选择 1~2 年生苗木,播种苗及扦插苗在地面 3~5 cm 处短剪,嫁接苗在嫁接口以上 3~5 cm 处短剪,嫁接苗要及时疏除基部砧木萌蘖。定植株行距前期为 1 m×1.5 m;后期可根据需要适当间苗,继续培养大规格苗木。

3.6　苗木出圃

苗木出圃应在秋季落叶后至土壤封冻前或者春季在土壤解冻后至芽萌动前进行,与定植时间相衔接,起苗前 5~7 d 浇透水,起苗时保持根系完整,宜随起随栽植,不能及时栽植时要进行假植。

3.7　病虫害防治

3.7.1　防治原则

以预防为主、综合防治为原则。使用农业防治、物理防治和生物防治方法,科学使用化学防治方法,严格控制有害生物。

使用化学农药时要选用高效、低毒、低残留农药,严格按照《农药安全使用标准》(GB 4285)、《(所有部分)农药合理使用准则》(GB/T 8321)的要求控制施药量与安全间隔期,并注意轮换用药,合理混用。提倡使用生物源农药、矿物源农药和仿生农药,禁止使用高毒、高残留和致畸、致癌、致突变农药。

3.7.2　防治方法

接骨木主要病虫害有叶斑病、白粉病、蚜虫、蛴螬、尺蠖、夜蛾等,防治方法见表 3-30。

表 3-30　接骨木主要病虫害防治方法

病虫害名称	危害症状	防治方法
叶斑病	叶片上出现浅褐色近圆形斑点,逐渐变为灰褐色且中央凹陷,边缘为暗褐色,叶背面病斑为灰褐色,后期叶片凋落	1.科学施肥,采取有效措施,使植株生长健壮,增强抗病力。 2.及时清理病叶。 3.发病初期喷施75%百菌清可湿性粉剂800倍液或50%多菌灵可湿性粉剂500倍液或65%代森锰锌1 000倍液进行防治。每隔7~10 d喷1次,共喷2~3次
白粉病	初期为黄绿色不规则小斑,随后表面生出白粉斑,最后染病部位变成灰色,连片覆盖其表面,呈污白色或淡灰白色	1.合理修剪,使树冠内通风透光,及时处理病、残株;雨季及时排除积水。 2.休眠期喷施3~5波美度石硫合剂。 3.发病初期喷施15%三唑酮可湿性粉剂2 000倍液或50%甲基硫菌灵1 000倍液或10%多抗霉素1 000~1 500倍液进行防治。每隔7~10 d喷1次,共喷2~3次
蚜虫	主要为害植物嫩叶、嫩芽、花蕾等部位,导致叶片变形,影响植物生长	1.利用黄色板诱杀。 2.保护和利用瓢虫等天敌。 3.为害初期喷施10%吡虫啉可湿性粉剂1 500倍液或20%啶虫脒可湿性粉剂5 000倍液进行防治
蛴螬	直接咬断幼苗的根、茎,造成枯死苗,至整株死亡	1.冬季深翻土地,将越冬虫体翻至地表灭死。 2.在5月和11月适时灌水闷杀。 3.用50%辛硫磷乳油1 000~1 500倍液灌根或2.5%溴氰菊酯乳油3 000倍液灌根
尺蠖	主要取食叶片,严重时可将叶片吃光	1.人工摘除虫蛹。 2.春季在病株树冠下1 m范围内挖土灭蛹,防止羽化。 3.幼虫发生期喷25%灭幼脲3号1 500倍液或鱼藤精500~600倍液进行防治

续表 3-30

病虫害名称	危害症状	防治方法
夜蛾	主要取食叶片,食量大、暴发性强。然后抽丝下垂借风力转到其他树上为害,对树木的生产和环境美化影响很大	1.秋冬季深耕,消灭越冬蛹。 2.保护和利用赤眼蜂、蜘蛛等天敌。 3.利用性诱剂集中诱杀成虫。 4.幼虫发生期喷施 48%毒死蜱乳油 1 000 倍液或 52.25%毒死蜱·氯氰 1 000~1 500 倍液进行防治

参 考 文 献

[1] 徐炳声.中国植物志:第 72 卷[M].北京:科学出版社,1988.

[2] 郑万钧.中国树木志:第 2 卷[M].北京:中国林业出版社,1985.

[3] 王遂义.河南树木志[M].郑州:河南科技出版社,1994.

[4] 刘孟军.中国野生果树[M].北京:中国农业出版社,1988.

[5] 沈植国,丁鑫,程建明,等.四种极具观赏价值的彩叶接骨木优良品种[J].中国花卉园艺,2011(16):46.

[6] 罗新建,张瑞,罗颖,等.5 种接骨木嫩枝扦插技术研究[J].河南林业科技,2012,32(3):11-12.

[7] 张瑞,李献伟,王文战.不同采穗时间对 5 种接骨木沙藏硬枝扦插成活率的影响[J].现代农业科技,2012(16):169,174.

[8] 罗新建,王文战,李献伟.五种接骨木嫁接技术研究[J].河南林业科技,2012,32(2):15-16.

[9] 叶长秋.金叶接骨木嫩枝扦插试验[J].中国林副特产,2005(5):1-2.

[10] 张联伟,黄书娥.接骨木的扦插繁殖技术[J].中国林副特产,2010(5):78.

[11] 彭少兵,孟颢光,何西凤.不同药剂处理对金叶接骨木扦插生根的影响[J].西北林学院学报,2010(1):95-96,100.

[12] 乔转运.金叶接骨木嫩枝扦插繁殖试验[J].林业科技开发,2004,18(2):32-33.

[13] 国家林业和草原局.接骨木培育技术规程:LY/T 3175—2020[S].北京:中国标准出版社,2020.

[14] 国家林业局.接骨木栽培技术规程:LY/T 2452—2015[S].北京:中国标准出版社,2015.

4 接骨木栽培管理技术

接骨木是重要的生态经济型树种,开发应用前景十分广阔,作为木本油料及食用开发,主要的利用部位是果实。野外调查发现接骨木在自然条件下果实产量很低,通过人工栽培措施在适宜地区进行高效培育或对现有野生资源进行低产林改造,对于开发利用这一宝贵资源意义重大。同时,接骨木也是优良的园林绿化树种及生态造林树种。针对不同用途研究总结其定向高效栽培技术,可为接骨木丰产栽培及高效培育提供支撑,有利于进一步促进其推广应用。

4.1 接骨木枝、芽及结果特性

4.1.1 枝、芽特性

接骨木芽分为叶芽和混合芽,幼树或强旺枝上的腋芽以叶芽为主,成龄树上的中庸枝腋芽多为花芽。接骨木花序顶生,花序类型为圆锥形聚伞花序。接骨木枝条可分为营养枝、结果母枝和结果新梢。营养枝当年生枝条顶梢易干枯,健壮、充实的营养枝腋芽当年能够形成混合芽,来年抽生花枝结果。凡是当年抽枝开花结果的新梢为结果新梢,对生或轮生,常连续分布,具备丰产的特性。着生混合芽的枝或着生结果新梢的上年生枝称结果母枝,一般由上年的营养枝转化而来。中、长营养枝均易形成花芽,徒长枝一般不能形成花芽。

4.1.2 结果特性

接骨木幼树结果早,2~3 年即可结果。接骨木一般有 3 次落花落果现象,第一次一般在花后一周左右;第二次在果实膨大期,一般在 5 月中旬前后,这两次都属于生理落果。第三次落果在 6 月上旬前后,由干燥、光照不足或雨水过多及病虫害等原因造成,通过栽培技术措施可减少落果。

4.2 经济林栽培

4.2.1 选地

宜选择排水良好、地形开阔、日照充足的平地或坡度 25°以下的山地,土层较厚,土壤肥沃,质地为壤土或沙壤土。pH 值为 5.6~8.5,地下水位 1.0 m 以下。

4.2.2 整地

整地结合地形特点进行。平地及坡度在 5°以下的缓坡地,可采用全园或穴状整地,结合整地挖排水沟,栽植行为南北向;丘陵地或山地,可采用梯田、水平阶、鱼鳞坑或穴状整地等方式,栽植行沿等高线延长。

4.2.3 品种选择

选择适应当地气候条件,有一定抗性、高产稳产,可利用部分营养成分含量高或有效药性成分含量高的优良品种。

4.2.4 苗木选择

一般选择无病虫害的 1~2 年生苗木,苗木高度≥50 cm,地径≥1.5 cm,枝条与根系健壮。

4.2.5 栽植

4.2.5.1 栽植时间

宜在春季土壤解冻后苗木发芽前或秋冬季苗木落叶后土壤上冻前栽植。

4.2.5.2 栽培密度

栽植密度要依据地理环境条件、土壤条件和肥水条件等因素综合考虑确定。土壤较肥沃的园地株距 2~2.5 m、行距 2.8~3.3 m；土壤较瘠薄的园地株距 1.7~2.2 m、行距 2.3~2.8 m。

4.2.5.3 栽植

根据株、行距确定栽植穴，在标示定植点的位置挖长、宽、深各 60 cm 的定植穴，穴施腐熟的有机肥 5~10 kg 加复合肥 150~200 g，肥料与表土混合回填，下部回填表土，上部回填底土，每穴栽 1 株，栽植时边填土边轻轻向上提苗、踏实，使根系与土壤密接。栽植深度以土壤沉实后超过该苗木原入土深度 1~2 cm 为宜，栽植后及时浇透定植水。

4.2.6 土肥水管理

4.2.6.1 土壤管理

深翻扩穴，结合秋季施基肥进行。幼树定植后的 3~4 年内，从定植穴的边缘开始，每年或隔年向外扩展，挖宽 40 cm 左右、深 50 cm 左右的环状或条状沟，挖沟时不要伤及主根，并将表土与底土分开放，将表土掺入绿肥、厩肥等有机物放在下层，底土放在上层。

生长季节要适时进行中耕除草，中耕除草可结合追肥进行。

4.2.6.2 施肥

1.基肥

秋季至冬灌前施用，可结合深翻扩穴进行，肥料种类以腐熟的有机肥为主。1~3 年生幼树，每年穴施有机肥 10~20 kg、复合肥 0.25~0.5 kg；成龄树每年穴施有机肥 20~30 kg、复合肥 0.5~1 kg。土地肥沃地块可适量减少。

2.土壤追肥

接骨木喜肥，土壤追肥分别于开花前后、果实膨大期和花芽分化期进行。前期以速效氮肥为主，后期则以氮、磷、钾或磷、钾复合肥为主，施肥量每次每株 200~250 g。追肥深度 20~30 cm。

3.叶面喷肥

叶面喷肥在 4—7 月根据营养状况进行，叶面喷施 0.2%~0.5%尿素与 0.3%~0.5%的磷酸二氢钾混合液或其他微肥，叶背叶面喷匀，晴天在 10:00 以前或 16:00 以后进行，阴天可全天喷施。

4.2.6.3 水分管理

1~3年生幼树生长期遇旱要及时灌溉。成龄树在春季萌芽前、花期、果实膨大期、土壤封冻前根据土壤墒情,结合施肥进行灌水。还可通过树盘覆盖、种植绿肥等措施,增加土壤的保水保肥能力。在多雨季节应及时进行排水防涝。

4.2.7 整形修剪

4.2.7.1 整形

自然生长的接骨木,树冠多呈自然半圆形,常有枯死枝,主枝多,内膛枝细弱,内部空虚,结果部位多分布在外围。接骨木整形修剪是高产的重要措施,根据树性特点,树形可选用丛状形或自然开心形。接骨木丰产树形必须具备以下特点:一是骨干枝角度大,通风透光条件好。主枝基角大,有利于缓和树势,削弱极性生长,平衡营养生长和生殖生长的关系,促进中、短枝的发育,使内膛空间大,光照条件好,花芽质量好,产量高。二是骨干枝级少,结果枝数量多。减少骨干枝级次,结果枝组和结果枝直接着生在骨干枝上,有利于合理利用空间,便于集中养分用于结果。

4.2.7.2 主要树形

1.丛状形

这种树形没有主干和中心干,主枝自地面分出,主枝数量5~6个,各主枝生长势要求均衡一致,结果枝组和结果枝直接着生在主枝上。该树形骨干枝级少,树体矮,树冠小,成形快,结果早,产量高。该树体经常利用萌蘖进行主枝的更新。丛状形整形过程为:第1年栽植后定干,高度为20~30 cm,或平茬,基部发出5~6个主枝。当主枝长至40~50 cm时摘心,以促发二次枝,不仅可以提早结果,还可以防止内膛光秃。第2年春萌芽前,如果枝量不足,可对有生长空间的强枝留30~40 cm进行短截,以促进分枝,其余枝条不超过70 cm的不短截,一律长放。第2年生长季,对有生长空间的新梢,长到40~50 cm时进行摘心,促发二次枝,增加枝量。第3年春季发芽前,只对个别枝条进行短截调整,其余枝条缓放。对过密的枝条进行疏除,以利于通风透光。经过 2~3 年,丛状形状基本完成。

2.自然开心形

该树形特点是:主枝少,侧枝强,有主干,干高 30~50 cm,树高 2~3 m,全树共留 3~4 个长势均衡的主枝,开张角度 30°~45°,每个主枝上留 2~3 个侧枝,开张角度 60°~80°,其上直接着生结果枝组和结果枝。自然开心形整形容易,修剪量轻,管理方便,树冠开张,通风透光条件好,结果早,产量高,冠内结果枝组长势好,寿命长。

4.2.7.3 **修剪要点**

1.幼树期修剪

以整理树形、培养骨干枝、结果枝组和利用辅养枝为主,注意及时清除基部萌蘖。按照整形要求对主、侧枝延长枝进行适度短截以促进发枝、扩大树冠,保留中下部生长中庸强壮的枝条,促其形成花芽成为果枝提早结果。对于过密的交叉枝、直立枝可适当疏除,以建立强壮、牢固的骨架,培养枝组及保持良好的通风透光条件。

2.盛果期修剪

以疏除徒长枝、病虫枝、过密枝,回缩生长较弱的多年生枝为主,注意及时清除基部萌蘖和剪除枯梢。接骨木进入盛果期后,对生长中庸的 1 年生枝可以不短截,对生长旺盛的 1 年生枝进行适当短截,以利形成结果枝。要注意对生长较弱的多年生枝条进行适当回缩,以刺激营养生长与新果枝的不断形成,同时,应尽力控制树冠高度,并防止结果部位外移和树冠内部光秃。接骨木枝条梢部易干枯,修剪时应注意及时剪除干梢。

3.衰老树的修剪

对衰老树应逐步进行大枝条的更新,利用生长势强的徒长枝培养成为新的树冠。接骨木萌蘖能力强,可利用萌蘖进行主枝的更新。衰老树木的更新复壮除注意大枝的更新外,还应加强肥水管理,才有利于恢复树势。

4.2.7.4 **一种省力化接骨木整形修剪方法**

现有技术中采用多干式灌丛形或单干式植株的方式,保留主干或主枝;虽然产量有些提高,但是整形修剪方式相对复杂,费工费时。多干式灌丛形灌丛内部的枝条较难修剪；单干式植株主枝和侧枝的选择很难把握，尤其是主枝，一旦选择失误，将影响整个植株的产量和树形美观。

课题组在生产中总结了一种省力化接骨木整形修剪方法，步骤为：第一年，早春萌芽前，选接骨木苗木栽植从基部平茬，落叶后再次平茬；第二年，待萌生枝条长 60~80 cm 时进行疏枝，保留 6~8 个长枝条，疏除萌蘖，落叶后土壤上冻前进行冬剪，保留 4~5 个长枝条，疏除秋梢和侧枝；第三年，待萌生枝条长 60~80 cm 时进行疏枝，保留上年生长枝条 4~5 个、当年生长枝条 8~10 个，疏除萌蘖，落叶后土壤上冻前进行冬剪，保留当年生长枝条 8~10 个，疏除上年生枝条、秋梢和侧枝；第四年，待萌生枝条长 60~80 cm 时进行疏枝，保留上年生长枝条 8~10 个、当年生长枝条 8~10 个，疏除萌蘖，落叶后土壤上冻前进行冬剪，保留当年生长枝条 8~10 个，疏除上年生枝条、秋梢和侧枝，以后每年按第四年整形修剪。每年冬剪疏除的上年生枝条，可结合果实采收，于夏季进行。

本整形修剪方法，不保留主干和固定主枝，可提前进入丰产期；仅仅需要简单的疏枝处理，修剪方法便于操作，树形简单，易管理，省时省工省力；结果母枝分布合理，通风透光好，果实产量高、品质好；每年固定结果母枝数量，有效地解决了接骨木抽枝萌蘖能力强导致的大小年问题，保证了连年稳产。

4.2.8 采摘

果实作为木本油料或食品开发利用时，在果实充分成熟后采摘；药用时，青果期采摘。采摘后，置于通风干燥处，防止果实霉烂。茎、叶供药用，可于生长期结合修剪进行采摘。

4.3 风景林栽培

4.3.1 苗木选择

宜选择观赏价值高的优良品种大苗栽植，要求无病虫害，苗木健壮。

4.3.2 整地

穴状整地,在标示定植点的位置挖穴,尺寸根据苗木大小确定,比根幅(或土球)大 10 cm 以上,每穴施腐熟有机肥 5~10 kg。

4.3.3 栽植

宜在晚秋至土壤封冻前或土壤解冻后至早春萌芽前进行。宜带土球栽植,土球直径大小根据苗木规格确定,一般为地径的 8 倍左右,40~60 cm。栽植深度以土壤沉实后超过该苗木原入土深度 3~5 cm 为宜,栽植后及时浇透定植水。

栽植密度根据作业设计进行,一般株、行距为(1.5~2)m×(2~2.5)m。

4.3.4 抚育管理

风景林要求观赏性强,除正常浇水、除草外,抚育管理着重修剪整形,独干形需勤除萌,丛状形注重枯枝、老枝的疏除,及时更新复壮。

4.4 生态林栽培

4.4.1 苗木选择

一般在山地丘陵区或边坡地栽植,常选用 1~2 年生小苗造林,要求无病虫害,枝条与根系健壮。宜营养钵苗造林。

4.4.2 整地

整地结合地形特点进行。5°以下的缓坡地,可采用全园或穴状整地,结合整地挖排水沟,栽植行为南北向;丘陵地或山地,可采用梯田、水平阶、鱼鳞坑或穴状整地等方式,栽植行沿等高线延长。整地时每亩施腐熟有机肥 1 500~2 000 kg 或每穴施腐熟有机肥 3~5 kg。

4.4.3　栽植

参照本节 4.3.3 执行。

4.4.4　抚育管理

接骨木生长较快,应加强抚育管理,具体措施参照《造林技术规程》(GB/T 15776)相关规定执行。

4.5　病虫害防治

参照本书 3.7 节执行。

参 考 文 献

[1] 沈植国,朱云宝,刘天锋,等.优良木本油料树种接骨木栽培技术[J].江苏农业科学,2012,40(8):163-165.
[2] 国家林业局.接骨木栽培技术规程:LY/T 2452—2015[S].北京:中国标准出版社,2015.
[3] 国家林业和草原局.接骨木培育技术规程:LY/T 3175—2020[S].北京:中国标准出版社,2020.

5　接骨木开发利用价值
与前景展望

接骨木属(*Sambucus* Linn)植物全世界有 20 余种,资源丰富,在我国及世界范围内分布十分广泛。接骨木是我国多个省(区、市)的地方中药材,有接骨生肌、镇痛止血、清热解毒、祛风利湿的功效,应用历史悠久,素有"药箱"之称。除药用价值外,接骨木还具有重要的食用保健价值、美容价值、观赏及生态价值,是重要的生态经济型树种,开发应用前景十分广阔。我国开发利用的多为接骨木(*S. williamsii*),欧洲等国家开发利用的多为西洋接骨木(*S. nigra*)。本章综述了接骨木的药用价值、食用保健价值、美容价值、观赏及生态价值,并对其开发利用前景进行了展望,以期为接骨木的综合开发利用提供参考。

5.1　接骨木开发利用价值

5.1.1　药用价值

接骨木根、茎、叶、花、果均可入药,因接骨功效在民间享有较高地位,是我国黑龙江、辽宁、甘肃、河北、湖北、江西、安徽、湖南、江苏、上海、重庆、广西、贵州等多个省(区、市)的地方中药材,有接骨生肌、镇痛止血、清热解毒、祛风利湿的功效,应用历史悠久,素有"药箱"之称。接骨木首次出现在唐代苏敬《新修本草》中,宋代苏颂《本草图经》中首次释名因"接骨以功而名",唐、宋、明、清及近代不少本草专著中有接骨木相关记载。作为我国传统中药材,接骨木在民间有广泛应用,尤其是彝族、苗族、傣族和蒙古族等少数民族的习用药物。《中国药典》2020 年版收录的治疗骨折的三七伤药颗粒、三七伤药胶囊和三七伤药片中均含有接骨木。近期的研究表明,接骨木提取物能减少口臭和引起口臭的细菌,对粪肠球菌显示出极好的抗菌效果,从而保持健康的牙周,可用于替代现有化学物质。接骨木中的化学成分主要包括酚酸类、黄酮类、三萜类、环烯醚萜类、木脂素类、甾醇类等,还包括生物碱、蒽醌、氰苷等,以及丰富的矿质元素、维生素和多种营养成分。其中酚酸类化合物具有抗炎、抗氧化、抗肿瘤、降血脂等作用;黄酮类化合物有抗炎、抗氧化、抗衰老、免疫调节和抗肿瘤等作用;三萜类化合物具有抗癌、解热、镇痛等作用;环烯醚萜类化合物具有抗肿瘤、抗炎、增强免疫力等作用;木脂素类化合物具有抗骨质疏松、抗氧化等作用;甾醇类化合物具有抗肿瘤、免疫调节等作用。植物所含活性成分和药用价值紧密相连,研究表明,接骨木除具有抗炎、抗病毒、抗真菌、抗氧化、抗骨质疏松、降血糖、降血脂活性外,还具有抗肿瘤、保护神经、保肝、抗衰老、抗抑郁、抗凝血、增强免疫以及影响成骨细胞增殖和分化等作用。

在欧洲中世纪之前,接骨木在欧洲民间已用于治疗关节炎、感冒、气喘等症,被誉为欧洲"板蓝根"。研究表明,黑接骨木(*S. nigra*)(又名西洋接骨木)提取物对流感感染具有多种治疗作用。黑接骨木果和花具有抗氧化、抗炎、免疫刺激、化学预防和动脉粥样硬化保护作用,可止痛、利尿、消炎和抗肿瘤。黑接骨木果在降低细胞氧化应激以及预防炎症过程方面具有很高的潜力,同时,接骨木果是抗氧化化合物的天然来源,对 α-葡萄糖苷酶和 α-淀粉酶具有潜在的抑制作用,可为糖尿病患者提供支持。黑接骨木叶是一种具有抗炎活性的植物材料,尤其是对抗活性氧的活性,也是一种潜在的丰富的抗氧化剂来源。另外,黑接骨木能够调节炎症细胞因子,具有抗病毒的特性。

5.1.2 食用保健价值

接骨木是一种新型木本油料,其果实含油率高达 30%以上,且含有较高的亚麻酸,对人体健康十分有利。作为新型油料树种,具有广阔的开发潜力和广泛的栽培前景。对接骨木果油的毒性试验和一些功能试验结果表明,接骨木果油无毒无害,可食用、药用和保健用;通过MTT 比色法测定,表明接骨木籽油细胞毒性非常低,具有安全性。此外,相关化学及动物试验也证实接骨木油具有抗氧化、降血糖和降血脂的生物活性。接骨木果油能加速胆固醇的排泄,有效降低血液中胆固醇含量,具有明显的降血脂、抗动脉硬化作用,对小鼠急性肝损伤具有一定保护作用,具有一定的抗癌作用,能提高小鼠学习记忆能力。作者所在课题组采集接骨木鲜果晒干后,多批次送样检测(检测单位为河南省粮油质监站,依据《植物油料 含油量测定》(GB/T 14488.1—2008),测试结果显示,接骨木果实含油率达30%以上。鲜果晒干后,利用普通压榨法获取接骨木果实毛油,试吃后,多出现不同程度的腹泻现象,可能是接骨木油中含有氰苷类物质所致,这说明接骨木油作为木本食用油料走上餐桌,可能还需要在加工与提纯技术上进一步加强技术攻关。

黑接骨木是一种很有前途的生物活性成分的膳食来源,并有潜力开发成食品或营养药品。研究表明,黑接骨木花提取物中的芦丁、绿原酸、迷迭香酸等酚类化合物含量较高,浆果提取物中芦丁、白藜芦醇、阿魏酸、绿原酸等酚类化合物含量较高,可作为功能性食品制剂的潜在成分和(或)生物治疗剂。野生黑接骨木花可用来制作一种非常受欢迎的饮料"接骨木花汁";黑接骨木果实富含脂肪酸、蛋白质、维生素、碳水化合物、有机酸等营养成分,以及多酚、黄酮、花青素和酚酸等生物活性物质,是一种良好的药食资源,可用于开发新的功能食品,具有预防感冒、发烧、糖尿病和癌症等多种疾病的活性,接骨木果汁作为营养产品,已被用作治疗流感。黑接骨木果酒具有很高的生物和工业潜力,并为开发新产品推向市场开辟了新的途径。此外,黑接骨木果实富含花青素,以及其他多酚和维生素,可以在食品工业中用作着色剂和抗氧化剂,在食品配方中加入黑接骨木果可以延长其保质期。黑接骨木成熟果实中的花青素在食品工业中作为着色剂不仅具有潜在的疗效,而且对人体和环境都是安全的,是一种具有潜在食品应用价值的天然生物活性着色成分。黑接骨木提取物中花青素的高稳定性和低水平的微生物杂质,是食品和制药加工中的高质量原料。目前,国内开发有接骨木花风味的酸牛奶、饮料等。国外接骨木的食用方面开发的产品包括接骨木糖浆、接骨木莓味饮料、接骨木莓软糖、接骨木啤酒、接骨木果酒、接骨木花茶、接骨木花汽水、接骨木果酱等,广为流行。

5.1.3　美容价值

据报道,接骨木叶和花中含有洁净肌肤的化学成分,可用作化妆品原料,接骨木浸膏含黄酮类成分较多,可用于化妆品工业,有滋润皮肤和美容作用。接骨木果油中不饱和脂肪酸含量高,有很好的抗氧化活性,可以有效去除皮肤自由基、延缓皮肤衰老,国内已有将接骨木果油研制成天然、绿色眼霜产品的报道。国内关于接骨木花活性成分以及利用接骨木花开发的美容产品的报道较少,相比较而言,西方国家多利用黑接骨木花开发相关美容产品,包括接骨木眼霜、接骨木爽肤水、接骨木面霜、接骨木洗面奶等。有研究表明,黑接骨木提取物具有改善户外紫外线诱导的皮肤老化和炎症的潜力。

5.1.4　观赏及生态价值

5.1.4.1　景观绿化

接骨木适应性强,繁殖容易,成苗早且生长速度快,枝叶繁茂,耐修剪,养护管理容易,春季黄白花满树,夏季果实累累,红果鲜艳靓丽、形状如玛瑙,黑果高贵典雅、形如珍珠,是不可多得的优良观叶、观花、观果灌木,其浆果颜色艳丽,营养丰富,也是极佳的引鸟树种。

近年来,不少地区引种了‘金叶’接骨木(*S. canadensis* ‘Aurea’)、‘金羽’接骨木(*S. racemose* ‘Plumosa Aurea’)、‘紫云’接骨木(*S. nigra* ‘Thunder Cloud’)、‘花叶’接骨木(*S. nigra* ‘Variegata’)等彩叶接骨木品种。这些彩叶品种株形美观、叶色靓丽、易繁殖、耐修剪、利造型、管理粗放,给人以清新、兴旺的感觉。接骨木可广泛用于多种场合的绿化美化,可对植于建筑物前,在园林中可配置于草坪、林缘、水溪边、山石旁或坡地上等处,适宜丛植或群植,营造一种清新的自然景观,也可与乔木、草本等一起配置于道路两侧或花坛中,形成一个复层变化的立体景观。

5.1.4.2　生态造林

接骨木对气候要求不严,在全国分布广泛,在广大丘陵、山地等多种生态条件下均可种植,耐寒、耐旱、耐瘠薄,还具有萌蘖强、生长旺盛、耐修剪、养护管理容易、抗性强等特点,是生态造林的理想树种之一。其在污染较严重的工矿区周围也能生长良好,是公认的抗污染树种。同时,接骨木含有杀鼠的活性成分,具有较强的杀鼠活性和较好的适口性,栽植接骨木可减少鼠害发生。

5.2 接骨木开发利用前景展望

接骨木适应性强,对气候及土壤条件要求不严,我国大多数地区均可栽植,具有极高的经济价值、观赏价值与生态价值,是一个优质的多功能树种,且繁殖容易,管护技术简单,开发利用潜力巨大。

5.2.1 药用机制尚需深化研究

接骨木药用历史悠久,是多个地区的传统中药材。接骨木属植物有 20 余种,资源丰富,所含的化学成分复杂、多样,具有多种药用价值。药用方面,我国一般利用的为接骨木,欧洲开发利用较多的为黑接骨木,2 个种活性成分均有相关研究报道,但接骨木属不同种之间药效差异尚缺乏系统评价。目前虽然对接骨木中的化学成分已有不少研究,但药效机制方面尚缺乏深入和系统的研究。下一步应建立资源完善的种质资源圃,基于代谢组学,对不同种及种源开展药效系统评价研究,为接骨木开发利用提供基础。同时,需进一步深化接骨木化学成分与药理活性相关性研究,开展活性成分的高效提取、分离纯化、结构鉴定和药理机制的研究,为接骨木药用价值的深入开发利用提供基础。

5.2.2 木本油料栽培前景广阔

第一,接骨木种植范围广,我国广大丘陵、山地均是接骨木的适生区,发展接骨木油料产业优势十分明显,具有"不与农争地,不与粮争田"的优势,非常契合我国当前非农化、非粮化政策需求,可缓解我国农业土地资源短缺与食用油缺口越来越大的矛盾,有利于维护国家粮油安全,促进山区经济发展、增加林区农民收入;第二,接骨木繁殖,特别是扦插育苗十分容易,能满足大规模生产对优良品种苗木的需求,栽培管护简单,高产稳产,采收容易,省工省力,适合粗放管理;第三,接骨木油不饱和脂肪酸含量高,含有一定比例的 α-亚麻酸(可达 15% 以上),且 n-3 和 n-6 脂肪酸比例较合理,有益健康,为高品质健康油,而且接骨木本身就是传统的中药材,具有对人体有益的多种营养物质和活性成分,有很高的保健价值,经常食用可优化膳食结构,提高国民健康水平。

接骨木作为木本油料栽培,当前主要是一些科研方面的研究报道,尚未见有大面积油用栽培应用的报道。一方面,因接骨木油目前尚未列入新资源食品名录,我国《新资源食品管理办法》中明确规定,生产经营或者使用新资源食品的单位或者个人,在产品首次上市前应当报卫生健康委员会审核批准,接骨木油作为油料大面积推广应用缺乏依据;另一方面,接骨木果油提取加工工艺尚有待进一步优化。接骨木不同个体间产量差异很大,河南省林业科学研究院接骨木课题组已培育出高产的接骨木新品种,研究组装了配套的栽培管理技术,亩产鲜果可达 1 500~2 000 kg。下一步接骨木相关科研及生产人员应进一步加强协作,改进提取与加工工艺,积极推动申报接骨木油列入新资源食品名录。

5.2.3　功能价值亟待开发利用

接骨木果实及花营养成分丰富,含有多种活性物质,具有抗病毒、抗衰老、抗菌消炎、增强免疫等多种功效,作为食用及美容开发潜力巨大。在欧洲等西方国家相关产品开发应用较多。当前,我国对接骨木花、果开发利用还较为落后,相关产品较少。下一步应加大接骨木花营养及活性成分研究,积极推荐接骨木花列入新食品原料名录,同时,加大专用品种选育及新产品开发利用,推动接骨木花、果作为功能性配料,研发形成国产的、具有自主知识产权的接骨木果酱、接骨木酒、接骨木茶、接骨木饮料、接骨木眼霜、接骨木面霜、接骨木洗发水、接骨木唇膏等新产品,在食用及美容消费领域中得到广泛应用,使这一珍贵资源能够造福社会。

5.2.4　生态绿化大有用武之地

接骨木适应性非常广泛,抗旱、抗寒、耐瘠薄,花色黄白,果色鲜红或紫黑,具有较高的观赏价值,是优良的园林绿化树种,也是丘陵、山地优良的生态造林树种,同时具有较强的抗污染能力,在工矿区、垃圾填埋场等区域也可栽植应用。下一步应加大观赏价值高的接骨木新品种选育,开展接骨木在困难地造林中的应用研究,研究其抗旱、抗寒机制,并开展接骨木抗污染能力研究,为接骨木在生态绿化中的应用提供技术支撑。

5.3　结　论

接骨木资源丰富,适应性强,在我国分布十分广泛,具有极高的经济价值、观赏价值、生态价值,是重要的生态经济型树种,开发应用前景十分广阔。接骨木资源的综合开发利用在欧洲非常走俏,我国尚处于初级阶段,利用不充分,仅药用较多,食用、美容等其他综合利用很少,下一步需根据不同开发利用方向,加大研发力度,靶向施策,加强新品种选育、新技术集成、新工艺优化、新产品研制,使这一珍贵资源能够造福社会。随着人们对接骨木的进一步研究、加工利用产业的逐步成熟,相信不远的将来,接骨木在药用、食用、保健、化妆、绿化等领域必将得到更广泛的应用,为乡村振兴、美丽中国、健康中国建设贡献力量。

参 考 文 献

[1] 徐炳声.中国植物志:第72卷[M].北京:科学出版社,1988.

[2] 沈植国.木本接骨木属植物种质资源研究综述[J].山西农业科学,2011,39(11):1223-1226,1231.

[3] 韩路拓,高艺书,郭宏伟.接骨木的本草考证[J].中医药信息,2022,39(1):

65-69.

[4] 王泽玲,韩立峰,郝佳,等.接骨木属植物化学成分及药理活性研究进展 [J/OL].中成药:1-7.

[5] 李巧月,李莲慧,李大山,等.接骨木属植物化学成分和药理作用的研究进展 [J].中国药房,2021,32(9):1118-1130.

[6] KIM Y R,NAM S H.The Effect of Mouthwash with Sambucus williamsii var.coreana Extract on Halitosis:A Randomised,Double-Blind,Placebo-Controlled Study[J]. Oral Health Prev Dent,2022,20(1):305-312.

[7] KIM Y R,NAM S H.A randomized,placebo-controlled clinical trial evaluating of a mouthwash containing Sambucus williamsii var. coreana extract for prevention of gingivitits[J].Sci. Rep.,2022,12(1):11250.

[8] KIM Y R,NAM S H. Anti-Caries Effect of a Mouthwash Containing Sambucus williamsii var. coreana Extract:A Randomized,Double-Blind,Placebo-Controlled Clinical Trial[J].Antibiotics(Basel),2022,11(4):488.

[9] NAM S H. Antibacterial Effect of Sambucus Williamsii Var. Coreana NAKAI(S. Williamsii)against Enterococcus faecalis(E.faecalis)for the Traditional Treatment of Oral Diseases[J].Indian Journal of Public Health Research & Development, 2019,10(5):1098-1104.

[10] 张开梅,丁燕,寇自农,等.接骨木的化学成分及生物活性研究进展[J].中国 现代中药,2014,16(10):870-876.

[11] 于宏影,韦睿,林琳,等.接骨木培育及应用研究进展[J].林业科技通讯,2017 (9):56-60.

[12] 林鹏飞,贾小舟,祁燕,等.酚酸类化合物研究进展[J].广东化工,2017,44 (1):50-52.

[13] 张晓萌,王圆圆,王洪晶.中药材黄酮类化合物的研究进展[J].广东化工, 2020,47(24):55-56.

[14] 希雨.接骨木缘何走俏欧洲[J].国外医药(植物药分册),2001,16(5): 202-204.

[15] CARUSO M C,GALGANO F,GRIPPO A,et al.Assay of healthful properties of wild blackberry and elderberry fruits grown in Mediterranean area[J].Journal of Food Measurement and Characterization,2019,13(2):1591-1598.

[16] SANDRINE S F,AMéLIA M S,FERNANDO M N.Sambucus nigra L.Fruits and Flowers:Chemical Composition and Related Bioactivities [J]. Food Reviews

International,2020,38(6):1237-1265.

[17] IGNATOV I,POPOVA T,YANEVA I,et al.Spectral Analysis of Sambucus nigra L. Fruits and Flowers for Elucidation of their Analgesic, Diuretic, Anti-inflammatory and Anti-tumor Effects[J].Plant Cell Biotechnology and Molecular Biology,2021,22(29-30):134-140.

[18] FERREIRA S S,MARTINS-GOMES C,NUNES F M,et al.Elderberry(Sambucus nigra L.)extracts promote anti-inflammatory and cellular antioxidant activity[J]. Food Chemistry:X,2022,15:100437.

[19] SKOWROńSKA W,GRANICA S,CZERWIńSKA M E,et al.Sambucus nigra L. leaves inhibit TNF-α secretion by LPS-stimulated human neutrophils and strongly scavenge reactive oxygen species [J]. Journal of Ethnopharmacology, 2022 (290):115116.

[20] SEDIGHEH A,ALIREZA P.The pros and cons of using elderberry(Sambucus nigra) for prevention and treatment of COVID-19 [J]. Advanced Biomedical Research,2022,11(1):96.

[21] 刘孟军.中国野生果树[M].北京:中国农业出版社,1998.

[22] WANG S,YU Y,CUI M,et al.Seed Oil Quality and Cultivation of Sambucus williamsii Hance as a New Oil Crop[J].Front Nutr,2021(8):796175.

[23] 胡荣,戚继忠,薛振平,等.药食两用木本新油源——接骨木油[J].林业科学, 2005,41(1):65-70.

[24] 张伟国,吕慧,周兆丽.接骨木籽油挥发性成分及细胞毒性研究[J].济南大学学报(自然科学版),2022,36(1):115-118.

[25] 胡伟,李辉,刘克武.接骨木籽油抗氧化、降血糖和降血脂生物活性的研究[J].中国林副特产,2018(1):1-7.

[26] 胡荣,洪海成,马德宝,等.接骨木果油降血脂作用研究[J].北华大学学报(自然科学版),2000,1(3):218-221.

[27] 鲁柏辰,赵敏,杨晓宇,等.接骨木油对小鼠急性肝损伤的预防保护作用[J]. 卫生研究,2018,47(3):437-439,464.

[28] LIU D,HE X Q,WU D T,et al. Elderberry (Sambucus nigra L.):Bioactive Compounds,Health Functions,and Applications[J].Journal of Agricultural and Food Chemistry,2022,70(14):4202-4220.

[29] FERREIRA-SANTOS P,NOGUEIRA A,ROCHA C M R,et al.Sambucus nigra flower and berry extracts for food and therapeutic applications:effect of

gastrointestinal digestion on in vitro and in vivo bioactivity and toxicity[J].Food Funct,2022,13(12):6762-6776.

[30] MARIA L.D.Iancu.Comparative Analysis of the aromatic,sensory profile of the elder flower(Sambucus nigra) compote,an innovative product,with beverages of "elder flower juice" type[J].Scientific Study & Research:Chemistry & Chemical Engineering,Biotechnology,Food Industry,2018,19(3):257-267.

[31] 封弦,翁佩芳,吴祖芳,等.乳酸菌发酵接骨木果汁降血糖与抗氧化活性机制[J].食品与生物技术学报,2022,41(8):95-103.

[32] 章佳玫,吴祖芳,翁佩芳.乳酸菌发酵接骨木汁品质及挥发性风味物质的变化[J].中国食品学报,2022,22(5):291-299.

[33] LIN P,HWANG E,NGO H T T,et al.Sambucus nigra L.ameliorates UVB-induced photoaging and inflammatory response in human skin keratinocytes [J]. Cytotechnology,2019,71(5):1003-1017.

[34] TORABIAN G, BAHRAMIAN B, ZAMBON A, et al. A hybrid process for increasing the shelf life of elderberry juice[J].The Journal of Supercritical Fluids, 2018,140:406-414.

[35] MILENA T,TATJANA M,IVANA B,et al.Elderberry(Sambucus nigra L.) wine as a novel potential functional food product [J]. Food Bioscience, 2022, 50 (PA):102047.

[36] DOMÍNGUEZ R, PATEIRO M, MUNEKATA P E S, et al. Potential Use of Elderberry(Sambucus nigra L.) as Natural Colorant and Antioxidant in the Food Industry[J].A Review.Foods,2021,10(11):2713.

[37] OANAELENA P, FLORENTINA I R. Bioactive Compounds from Elderberry: Extraction, Health Benefits, and Food Applications [J]. Processes, 2022, 10 (11):2288.

[38] da SILVA R F R,BARREIRA J C M,HELENO S A,et al.Anthocyanin Profile of Elderberry Juice:A Natural-Based Bioactive Colouring Ingredient with Potential Food Application[J].Molecules,2019,24(13):2359.

[39] PLISZKA B.Polyphenolic content,antiradical activity,stability and microbiological quality of elderberry (Sambucus nigra L.) extracts [J]. Acta Sci Pol Technol Aliment,2017,16(4):393-401.

[40] 杨志玲,王开良,谭梓峰.值得开发的几种野生木本油料树种[J].林业科技开发,2003,17(2):41-43.

［41］ 方振兴,王希英,吴婧,等.五大连池矿泉接骨木眼霜的制备工艺研究［J］.香料香精化妆品,2019(5):52-54.

［42］ 沈植国,丁鑫,程建明,等.四种极具观赏价值的彩叶接骨木优良品种［J］.中国花卉园艺,2011(16):46.

［43］ 孙华,王桂清.珍贵观赏树种接骨木的研究现状与展望［J］.湖北农业科学,2010,49(3):727-730,735.

［44］ 张宏利,韩崇选,杨学军,等.接骨木化学成分及杀鼠活性初步研究［J］.西北植物学报,2004,24(8):1523-1526.

［45］ 中华人民共和国卫生部.新资源食品管理办法［S］.2007(9):1-3.

附录 《接骨木培育技术规程》

（LY/T 3175—2020）

由国家林业和草原局于2020年3月30日发布,2020年10月1日实施。

前　言

本标准按照 GB/T 1.1—2009 给出的规则起草。

本标准由河南省林业局提出。

本标准由全国林木种子标准化技术委员会(SAC/TC 115)归口。

本标准起草单位:河南省林业科学研究院、山东省林业科学研究院、济源市林业科学研究所、河南卡乐夫园艺有限公司、河南省格兰德市政园林科技有限公司。

本标准主要起草人:沈植国、丁鑫、郭巍、李善文、王文战、孙萌、程建明、汤正辉、王冉、金钰、沈希辉、夏鹏云、韩健、武方方、赵肃然。

接骨木培育技术规程

1　范围

本标准规定了接骨木(*Sambucus williamsii* Hance.)的适生区域、播种育苗、扦插育苗、嫁接育苗、大苗培育、苗木出圃与分级、档案管理、定向培育、病虫害防治。

本标准适用于适生区接骨木培育。

2　规范性引用文件

下列文件对于本文件的应用是必不可少的。凡是注日期的引用文件,仅注日期的版本适用于本文件。凡是不注日期的引用文件,其最新版本(包括所有的修改单)适用于本文件。

GB 5084　农田灌溉水质标准

GB/T 6001　育苗技术规程

GB/T 8321　(所有部分) 农药合理使用准则

GB/T 15776 造林技术规程

NY/T 1276 农药安全使用规范总则

LY/T 2289 林木种苗生产经营档案

LY/T 2290 林木种苗标签

LY/T 2452 接骨木栽培技术规程

3 适生区域

东北、华北、华中、华东,西北至甘肃,西南至云南,海拔 1 600 m 以下,年降水量 500~1 500 mm,年平均气温 0~17 ℃,最低气温≥-40 ℃的区域。

4 播种育苗

4.1 果实采收

宜选择生长健壮、树势旺盛、无病虫害的优良单株或母树林,6—7月果实充分成熟时采收。

4.2 种实处理

将采摘的果实去除杂物,搓去果肉,清水反复漂洗后取出种子,用0.5%的碱水浸种 30 min,再用清水把种子反复洗净。水选出充实饱满的种子,摊放于通风处晾干,编号后入库备用。

4.3 种子沙藏

春播种子需沙藏处理,土壤上冻前(10 月下旬至 11 月中旬),种子用 2‰的高锰酸钾溶液浸泡消毒 0.5 h,捞出洗净,用 40 ℃的温水浸种 24 h 后,与 3 倍于种子的细湿河沙混合均匀后放入沙藏坑。沙藏坑选择背风向阳干燥处,深 50~60 cm,宽度 1 m 为宜,长度视种子多少而定,下层湿沙铺底,厚度 15~20 cm,中层种子与湿沙混匀后平铺,厚度为 15~20 cm,上层覆盖湿沙,厚度为 20 cm,每隔 100 cm 立少许秸秆或塑料管通风换气,所用湿沙保持湿润,即手握成团,一触即散的状态,沙藏至翌年 3 月初,也可冷库沙藏。

4.4 圃地选择

宜选择背风向阳、地势平坦、排水灌溉条件好的地块,以土壤肥沃的壤土或沙壤土为宜,pH=5.6~8.5。

4.5 整地做床

育苗前应整地,包括翻耕、耙地、平整,翻耕深度 25 cm 以上,深耕细整,清除草根、石块,地平土碎。结合翻耕每亩施入腐熟有机肥 2 000~2 500 kg、复合肥 30~50 kg,同时进行土壤消毒处理,每亩施入硫酸亚铁 30 kg,耙平做床。

南方多雨地区宜采用高床,高度 20~30 cm,北方宜平床或低床,床宽 1~1.2 m,浇足底水,做好播种准备。其他措施参照 GB/T 6001 执行。

4.6 播种

4.6.1 催芽

春播时,播前取出沙藏的种子,置于 20 ℃ 左右温棚催芽,待种子约 1/3 露白时即可播种。

4.6.2 播种时间

秋播,9 月上旬至 11 月中旬;春播,3 月中下旬至 4 月中旬。

4.6.3 播种量

2~3 kg/亩。

4.6.4 播种方法

播前 7~10 d,苗圃地灌透水。宜条播,行距 15~20 cm,播种深度 1~2 cm。

4.7 播后管理

播种后覆盖草帘并及时喷水,经常保持床面土壤湿润。出苗率约 50%时,及时去掉草帘。

4.8 田间管理

4.8.1 间苗、定苗

在苗高 10~15 cm 时进行间苗,拔除过密苗及病弱苗,保持株距 10~15 cm。

4.8.2 灌溉

苗木生长期视土壤墒情及时浇水,苗高 10 cm 前宜采取喷灌浇水方式。雨季注意排水防涝。灌溉水按 GB 5084 执行。

4.8.3 施肥

全年追肥 3~4 次,撒施,严防撒在植物叶片上。5 月上中旬至 7 月上中旬追施尿素 2~3 次,每次 10~15 kg/亩;8 月上中旬,追施磷钾复合肥 1 次,10~15 kg/亩。施肥后及时浇水。

4.8.4 除草

及时清除杂草。

5 扦插育苗

5.1 硬枝扦插

5.1.1 选地做床

同 4.4、4.5。

5.1.2 插穗采集

选择 1 年生健壮、充实、无病虫害的优良品种或优良单株的休眠期枝条。

5.1.3 扦插时间

3 月上旬至 4 月上旬。

5.1.4 插穗处理

去掉梢部,剪成包含 2~3 对饱满腋芽的插条,插穗上端平切,距腋芽 1~2 cm,插穗下端近节处削成马蹄形,30 根 1 捆,扦插前充分消毒,清水清洗后再用 50~100 mg/L 生根粉浸泡插穗下部 2 h。

5.1.5 扦插方法

扦插前用 25% 多菌灵可湿性粉剂 500 倍喷液施均匀,对做好的苗床进行土壤消毒,整平床面。扦插时露出 1 对芽,株距 10~15 cm,行距 15~20 cm,插后灌透水 1 次。

5.1.6 插后管理

干旱时注意及时灌水,雨季注意排水防涝,冬季来临前,浇足封冻水。及时清除杂草。施肥同 4.8.3。

5.2 嫩枝扦插

5.2.1 插床准备

选用带有喷雾设施的露天插床或温棚插床,插床宽 1~1.2 m,排水通畅。

5.2.2 扦插基质与容器

河沙或珍珠岩：蛭石：泥炭为 1：1：1 混合基质,用 25% 多菌灵可湿性粉剂 500 倍喷施均匀。宜装营养钵扦插,营养钵口径 12~14 cm,高度 12~14 cm,在插床上摆放整齐备用。

5.2.3 插穗采集

选择当年生长发育良好、生长健壮、无病虫感染的半木质化枝条。

5.2.4 扦插时间

夏季 6—7 月。随采随插。

5.2.5 插穗处理

去掉梢部,剪成包含 2~3 对饱满腋芽的插条,保留最上部 1 对叶片的部分叶片,插穗上端平切,距腋芽 1~2 cm,插穗下端近节处削成马蹄形,30 根 1 捆,扦插前充分消毒,清水清洗后再用 50~100 mg/L 生根粉浸泡插口处 2 h。

5.2.6 扦插方法

将处理好的插穗插入营养钵中,或直接扦插到铺好基质的苗床上,株行距 15 cm 左右,深度约为插条长度的 1/2。

5.2.7 插后管理

插后立即喷透水一次。扦插初期,中午温度较高,应增加喷水次数,保持叶面湿润。每 10 d 左右喷洒 600~800 倍多菌灵 1 次。幼根形成后,适当减少喷水时间与次数,每 15 d 左右叶面喷施 0.2%~0.3% 尿素 1 次,8 月下旬至 9 月中旬,每 15 d 左右叶面喷施 0.1%~0.2% 的磷酸二氢钾 1 次。及时清除苗床杂草,并注意通风。

6 嫁接育苗

6.1 圃地选择

同 4.4。

6.2 接穗制备

从良种采穗圃或优良母树上采集生长健壮、无病虫害的一年生木质化枝条作为接穗,在休眠期采集,在阴凉处湿沙中储藏备用。

6.3 砧木选择

一般采用 1~2 年生、地径 0.8~1.5 cm、生长健壮的接骨木实生苗作砧木。

6.4 嫁接时期

春季在砧木树液开始流动至发芽后 10 d 内进行。

6.5 嫁接方法

6.5.1 带木质部芽接

从接穗饱满芽上方 1.5 cm 处斜切入木质部至芽的下方,然后在芽的下方 2 cm 处横向斜切取下接芽。在砧木距地面 8~10 cm 处切出与接芽形状一致的接口,芽片与砧木形成层对齐并贴紧砧木后用塑料布由下至上绑紧。嫁接后距接口上方 20 cm 处截干。

6.5.2 劈接

在砧木距地面 8~10 cm 处平截,从砧木中间劈开,深度 1.5 cm,选取比砧木略微细点的接穗,接穗上方距芽 2 cm 处截断,下端距芽 2~3 cm 处削成平滑的楔形,然后插入劈开的砧木贴合紧密并对齐形成层,用塑料布绑紧。

6.6 接后管理

6.6.1 带木质部芽接

15 d 后检查成活情况,未成活及时补接,成活后在接芽上方 1.5~2 cm 处剪砧,并及时除萌,约 45 d 后解绑。

6.6.2 劈接

15 d 后检查成活情况,未成活及时补接,成活后及时除萌,避免触碰到接穗,约 60 d 后解绑。

6.7 田间管理

同 4.8。

7 大苗培育

7.1 独干苗

选择 1~2 年生苗木,密植催干,定植株行距为 0.5 m×1 m,勤除萌。一般干高 1~1.5 m 时进行定干,促进发枝,培养树冠。后期可根据需要适当间苗,继续培养大规格苗木。

7.2 丛状苗

选择 1~2 年生苗木,播种苗及扦插苗在地面 3~5 cm 处短剪,嫁接苗在嫁接口以上 3~5 cm 处短剪,嫁接苗要及时疏除基部砧木萌蘖。定植株行距前期为 1 m×1.5 m。后期可根据需要适当间苗,继续培养大规格苗木。

8 苗木出圃与分级

8.1 起苗

秋季落叶后至土壤封冻前或者春季在土壤解冻后至芽萌动前进行,与定植时间相衔接,起苗前 5~7 d 浇透水,起苗时保持根系完整,宜随起随栽植,不能及时栽植时要进行假植。

8.2 分级与标签

参见附录 A。标签按 LY/T 2290 执行。

8.3 包装运输

按 GB/T 6001 执行。

9 定向培育

9.1 风景林培育

9.1.1 苗木选择

宜选择观赏价值高的优良品种大苗栽植,要求无病虫害,苗木健壮。

9.1.2 整地

穴状整地,在标示定植点的位置挖穴,尺寸根据苗木大小确定,比根幅大 10 cm 以上,每穴施腐熟有机肥 5~10 kg。

9.1.3 栽植

宜在晚秋至土壤封冻前或土壤解冻后至早春萌芽前进行。宜带土球栽植,土球直径大小根据苗木规格确定,一般为地径 8 倍左右,40~60 cm。栽植深度以土壤沉实后超过该苗木原入土深度 3~5 cm 为宜,栽植后及时浇透定植水。

栽植密度根据作业设计进行,一般株行距为(1.5~2) m×(2~2.5) m。

9.1.4 抚育管理

风景林要求观赏性强,除正常浇水除草外,抚育管理着重修剪整形,独干型需勤除萌,丛状型注重枯枝、老枝的疏除,及时更新复壮。

9.2 经济林培育

参照 LY/T 2452 执行。

9.3 生态林培育

9.3.1 苗木选择

一般在山地丘陵区或边坡地栽植,常选用 1~2 年生小苗造林,要求无病虫害,枝条与根系健壮。宜营养钵苗造林。

9.3.2 整地

整地结合地形特点进行。5°以下的缓坡地,可采用全园或穴状整地,结合整地挖排水沟,栽植行为南北向;丘陵地或山地,可采用梯田、水平阶、鱼鳞坑或穴状整地等方式,栽植行沿等高线延长。整地时每亩施腐熟有机肥 1 500~2 000 kg 或每穴施腐熟有机肥 3~5 kg。

9.3.3 栽植

同 9.1.3。栽植密度根据作业设计进行,一般株行距为 1 m×2 m。

9.3.4 抚育管理

接骨木生长较快,应加强抚育管理,具体措施参照 GB/T 15776 相关规定执行。

10 病虫害防治

主要病虫害防治方法参见附录 B。农药使用执行 GB/T 8321、NY/T 1276 的规定。

11 档案管理

11.1 档案建立

苗圃应建立育苗档案,制定管理制度,档案填写应及时准确。

11.2 档案内容

应记录各项工作内容与时间,播种育苗包括整地方式、土壤消毒、种子来源与处理、播种量、播种方法、出苗期、间苗定苗期、土肥水管理与病虫害防治方法,苗木生长指标、苗木出圃质量与数量等。

扦插育苗包括插床情况、基质消毒、插穗来源与处理、扦插方式、扦插密度、插后管理情况,土肥水管理与病虫害防治方法,苗木生长指标、苗木出圃质量与数量等。

嫁接育苗包括接穗来源、采集时间、储藏方法、砧木情况、嫁接方法、嫁接成活率、接后管理情况、苗木生长指标、苗木出圃质量与数量等。

其他内容按 LY/T 2289 执行。

11.3　档案保管

档案保管应责任到人,并在档案记录完毕后由审查人员及主管领导签字归档,长期保存。

附录 A　接骨木苗木质量分级
(资料性)

一年生接骨木实生苗质量分级见表 A.1。

表 A.1　一年生接骨木实生苗质量分级

级别	苗高/cm ≥	地径/cm ≥	通用指标
1	80	0.9	根系较完整、无病虫害、无机械损伤、主根
2	60	0.7	无撕裂

接骨木扦插苗质量分级见表 A.2。

表 A.2　接骨木扦插苗质量分级

苗木类别	级别	苗高/cm ≥	地径/cm ≥	通用指标
一年生硬枝 扦插	1	80	1.2	根系较完整、无病虫害、无机械损伤、主根无撕裂
	2	60	1.0	
二年生嫩枝 扦插	1	120	1.2	
	2	100	1.0	

一年生接骨木嫁接苗质量分级见表 A.3。

表 A.3　一年生接骨木嫁接苗质量分级

级别	苗高/cm ≥	接穗抽生枝条 基径/cm ≥	通用指标
1	120	1.5	嫁接口愈合良好、根系较完整、无病虫害、无机械损伤、主根无撕裂
2	100	1.2	

附录 B 接骨木主要病虫害防治方法
(资料性)

接骨木主要病虫害防治方法见表 B.1。

表 B.1 接骨木主要病虫害防治方法

病虫害名称	危害症状	防治方法
叶斑病	叶片上出现浅褐色近圆形斑点,逐渐变为灰褐色且中央凹陷,边缘为暗褐色,叶背面病斑为灰褐色,后期叶片凋落	1.科学施肥,采取有效措施,使植株生长健壮,增强抗病力。 2.及时清理病叶。 3.发病初期喷施75%百菌清可湿性粉剂 800 倍液或 50%多菌灵可湿性粉剂 500 倍液或 65%代森锰锌 1 000 倍液进行防治。每隔 7~10 d 喷 1 次,共喷 2~3 次
白粉病	初期为黄绿色不规则小斑,随后表面生出白粉斑,最后染病部位变成灰色,连片覆盖其表面,呈污白色或淡灰白色	1.合理修剪,使树冠内通风透光,及时处理病、残株;雨季及时排除积水。 2.休眠期喷施 3~5 波美度石硫合剂。 3.发病初期喷施15%三唑酮可湿性粉剂 2 000 倍液或 50%甲基硫菌灵 1 000 倍液或 10%多抗霉素 1 000~1 500 倍液进行防治。每隔 7~10 d 喷 1 次,共喷 2~3 次
蚜虫	主要为害植物嫩叶、嫩芽、花蕾等部位,导致叶片变形,影响植物生长	1.利用黄色板诱杀。 2.保护和利用瓢虫等天敌。 3.为害初期喷施 10%吡虫啉可湿性粉剂 1 500 倍液或 20%啶虫脒可湿性粉剂 5 000 倍液进行防治

续表 B.1

病虫害名称	危害症状	防治方法
蛴螬	直接咬断幼苗的根、茎,造成枯死苗,至整株死亡	1.冬季深翻土地,将越冬虫体翻至地表杀灭。 2.在5月和11月适时灌水闷杀。 3.用50%辛硫磷乳油1 000~1 500倍液灌根或2.5%溴氰菊酯乳油3 000倍液灌根
尺蠖	主要取食叶片,严重时可将叶片吃光	1.人工摘除虫蛹。 2.春季在病株树冠下1 m范围内挖土灭蛹,防止羽化。 3.幼虫发生期喷25%灭幼脲3号1 500倍液或鱼藤精500~600倍液进行防治
夜蛾	主要取食叶片,食量大、暴发性强。然后抽丝下垂借风力转到其他树上为害,对树木的生产和环境美化影响很大	1.秋冬季深耕,消灭越冬蛹。 2.保护和利用赤眼蜂、蜘蛛等天敌。 3.利用性诱剂集中诱杀成虫。 4.幼虫发生期喷施48%毒死蜱乳油1 000倍液或52.25%毒死蜱·氯氰1 000~1 500倍液进行防治